心血管疾病诊疗学

主编 王玮玮 李 申 崔俊朋 张正利

上海交通大学出版社
SHANGHAI JIAO TONG UNIVERSITY PRESS

内容提要

本书首先介绍了心血管疾病总论；然后介绍了心肺复苏和心血管疾病介入治疗；最后详细介绍了临床常见心血管疾病的诊疗，包括心力衰竭、心律失常、冠状动脉性心脏病、先天性心脏病、心脏瓣膜病等内容。本书对心血管科医务人员、医学院校师生以及进修、实习人员均有很好的实用和参考价值。

图书在版编目（CIP）数据

心血管疾病诊疗学／王玮玮等主编．--上海 ： 上海交通大学出版社，2023.10
ISBN 978-7-313-27829-6

Ⅰ．①心… Ⅱ．①王… Ⅲ．①心脏血管疾病—诊疗
Ⅳ．①R54

中国版本图书馆CIP数据核字（2022）第254772号

心血管疾病诊疗学
XINXUEGUAN JIBING ZHENLIAOXUE

主　　编：王玮玮　李　申　崔俊朋　张正利

出版发行：上海交通大学出版社　　　　　　　地　　址：上海市番禺路951号
邮政编码：200030　　　　　　　　　　　　　电　　话：021-64071208
印　　制：广东虎彩云印刷有限公司
开　　本：710mm×1000mm 1/16　　　　　　经　　销：全国新华书店
字　　数：218千字　　　　　　　　　　　　印　　张：12.5
版　　次：2023年10月第1版　　　　　　　　插　　页：2
书　　号：ISBN 978-7-313-27829-6　　　　　印　　次：2023年10月第1次印刷
定　　价：158.00元

编委会

主　编

王玮玮　李　申　崔俊朋　张正利

副主编

袁　静　宿海峰　王生科　周俊卿

编　委（按姓氏笔画排序）

王生科（青海省互助土族自治县中医院）

王玮玮（山东省莒县人民医院）

刘梦瑶（河北医科大学第一医院）

李　申（山东省金乡县人民医院）

张正利（山东省鱼台县人民医院）

周俊卿（天津市第三中心医院）

袁　静（江苏省苏北人民医院）

崔俊朋（山东省东营市广饶县人民医院）

宿海峰（北京航天总医院）

王玮玮

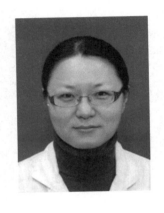

女，1977年生。毕业于滨州医学院临床医学系，现担任山东省莒县人民医院心内二科主任，兼任山东医专兼职教师、山东省医师协会心电生理及起搏专业委员会委员、中国老年保健协会心血管委员会委员等职务。擅长冠心病、心律失常的介入诊疗，心力衰竭、高血压病的内科诊疗。发表论文10篇，出版著作4部，获国家专利3项，承担科研课题2项。

前言

FOREWORD

随着医学科学技术的发展，心血管疾病在防控与诊断方面取得了长足的进步。但由于社会环境、自然环境和不健康生活方式等因素，致使心血管疾病依然是人类的头号杀手。我国每年死于心血管疾病的患者高达 300 多万，全世界每年至少有 1 700 万人死于心血管疾病，且有逐年上升的趋势，其患病与致残、致死年龄呈现年轻化。预计到 2025 年全世界每年因心血管疾病死亡人数将高达 2 500 万，尤其是发展中国家心血管疾病病死率升高更为显著，因此对心血管疾病的防治工作仍是任重道远。

随着我国医疗制度改革的不断深入，社会各界对心血管疾病重视的不断提高，大量人力与物力的投入，以及先进健康与疾病管理理念机制与模式的引进，使我国心血管疾病的诊治工作有了飞速的进步。为了加强临床医护人员对学科知识的系统了解和掌握，提高医疗质量，我们编写了《心血管疾病诊疗学》一书。

本书重点讲解了心血管疾病的诊断与治疗等内容，编写的思路是尽可能贴近临床工作的实际，以常见的心血管疾病为主线，突出横向联系，强调了其与临床各学科知识的相互交叉和渗透。本书首先介绍了心血管疾病总论，包括心血管疾病的流行病学、心血管的解剖生理特点、心血管疾病的诊断类型等基础知识，然后介绍了心肺复苏和心血管疾病介入治疗，最后详细介绍了临床常见心血管疾病的诊疗，包括心力衰竭、心律失常、冠状动脉性心脏病、先天性心脏病、心脏瓣膜病等内容,针对每个心血管疾病的病因、病理、发病机制、临床表现、诊断和鉴别诊断、治疗等进行了较全面的介绍。本书内容全面,重点突出,材料新颖,将常见心血管疾病诊断与治疗力求写深写透,有利于读者理解和掌握要点,对心血管科医务人员、医学院校师生以及进修、实习人员均有很好的实用和参考价值。

  本书在编写过程中,由于水平和时间仓促,且医学发展日新月异,书中存在的不足和疏漏之处,敬请广大读者批评指正。

《心血管疾病诊疗学》编委会

2022 年 12 月

目 录 CONTENTS

第一章

总　论

第一节　心血管疾病的流行病学

　　20 世纪初,引起人类死亡的主要疾病是感染性疾病,随着经济发展和医学的进步,感染性疾病逐步得到控制。心血管疾病(包括脑血管意外)的死亡人数自 20 世纪 50 年代起已经超过了肿瘤、结核、腹泻和肺炎所引起的死亡总和,成为发达国家的"第一杀手"。在心血管疾病中,高血压和冠状动脉粥样硬化性心脏病(冠心病)是最常见的病种。西方发达国家最先认识到了心血管疾病的危害性,积极控制高血压、冠心病的危险因素,并且伴随着治疗学的发展,新型药物、新型治疗手段日新月异。1970—2002 年,心脏病病死率已下降 52％,卒中病死率下降 63％。这种病死率的下降归功于预防工作的改善以及治疗方法的进步,群体发病率和病死率都在降低。其结果是人均期望寿命延长,带病生存期延长,老年心血管病的并发症——心房颤动(房颤)和慢性充血性心力衰竭日益增多,它们都严重危害人类健康。20 世纪末,国际心血管病专家 Braunwald 预言,心房颤动和慢性充血性心力衰竭将是 21 世纪心血管领域的主要堡垒。

　　我国工业化晚于西方发达国家,近 30 年来随着经济建设的发展,卫生事业的进步,人民生活水平的改善,平均寿命的延长,饮食习惯的改变,心血管疾病的患病率、病死率和死亡占比持续升高。对部分城市的调查显示:20 世纪 50 年代心血管病病死率为 47.2/10 万,在死因构成比中占 6.61％,列第五位;20 世纪 60 年代为 36.05/10 万,占 6.72％,列第五位;20 世纪 70 年代为 115.74/10 万,占 19.49％,列第二位;20 世纪 80 年代为 119.34/10 万,占 21.49％,成为第一位。20 世纪 90 年代以来的统计资料显示,虽然城市和农村的疾病构成有一定差异,但无论城乡,心血管疾病的病死率均占首位。既往临床最常见的风湿性心脏病在减少,人群中的患病率明显下降,冠心病已成为最常见的心脏病。据《中国心血管病报告 2014》数据显示:我国城市地区冠心病的患病率为 15.9‰,农村地区为 4.8‰,城乡合计为 7.7‰。2002—2013 年冠心病病死率总体上呈现上升态势。2013 年城市居民冠心病病死率为 100.86/10 万,农村居民为 98.68/10 万,与 2012 年(93.17/10 万、68.62/10 万)相比均有所上升。城市冠心病病死率高于农村,男性高于女性。

第二节 心血管的解剖生理特点

心脏、大血管及其分支直至交织如网的毛细血管,构成循环的管道系统。毛细血管网遍布全身各部位的器官和组织中。循环系统的运输功能是通过心脏的泵血功能来维持。

一、心脏

心脏处于循环系统的中心,由左、右心房和左、右心室 4 个心腔,以及左、右心房室瓣和半月瓣 4 个瓣膜组成。其有节律地收缩和舒张,如同泵一样推动血液循环:将自腔静脉回流来的含氧量低的血液(血氧饱和度 66%～88%)泵入肺动脉;又将自肺静脉回流来的在肺泡壁毛细血管氧合后含氧量高的血液(血氧饱和度 95%～100%)泵入主动脉,供应全身脏器。心脏泵血源于心肌细胞的舒缩。构成心脏重量一半以上的是圆柱状的心肌细胞,其中心房肌细胞较小,心室肌细胞较大。心房和心室肌细胞有横纹并分叉,细胞外为功能复杂的细胞膜(肌膜),内有束状肌原纤维。肌膜凹陷形成管状结构(横管),横管延伸于细胞外间隙与细胞内部。一些肌细胞可有几个细胞核。丰富的线粒体散布在肌原纤维间和紧靠肌膜下,其功能是产生腺苷三磷酸(ATP)以满足维持心脏舒缩功能和离子梯度的能量需要。心肌舒缩的基本单位是组成肌原纤维的肌节。肌节由粗细两种肌丝交错排列构成:粗肌丝为肌凝蛋白,位于肌节中央;细肌丝为肌动蛋白,位于肌节的两旁,并与肌凝蛋白部分重叠。在肌动蛋白上还有两种调节蛋白——肌钙蛋白与原肌凝蛋白的复合体,在心肌舒张时它们阻碍了肌动蛋白与肌凝蛋白的结合,使两者保持分离状态,肌节弛展。当心肌细胞除极时,膜外的钙离子随同钠离子内流,经肌膜进入肌管系统(肌质网和横管系统),刺激肌质网终池中储存的钙离子大量释放,后者作用于调节蛋白复合体,使肌动蛋白上的受点暴露,肌凝蛋白的球形末端遂与之结合,形成横桥,位于两旁的肌动蛋白向肌节中央滑行,导致肌节缩短、心肌收缩,在此过程中肌丝相互滑过而没有肌动蛋白和肌凝蛋白个体分子的实际缩短,该过程称为兴奋-收缩耦联。此后,钙离子与调节蛋白复合体分离,排到肌管系统和肌膜外,调节蛋白遂作用于肌动蛋白的受点上,使收缩蛋白间横桥分离,肌动蛋白向两旁滑行回复原位,肌节弛展,心肌舒张。心肌在收缩和舒张过程中需消耗能量,且舒张时所耗能量较收缩时更多,所消耗能量由肌凝蛋白ATP酶作用于线粒体制造出ATP而得。

心脏有节律地舒缩主要是特殊心肌细胞组成的起搏传导系统——包括窦房结、结间束、房室结、房室束、左右束支及其分支和浦肯野纤维网的作用。该系统能节律地发放冲动,并将冲动迅速传到普通心肌细胞使之兴奋而收缩,其中以窦房结最富含起搏细胞,具有最高的自律性。

心脏本身的血供主要来自起源于主动脉根部的左、右冠状动脉,其大分支分布于心肌表面,小分支进入心肌,经毛细血管网汇集成心脏静脉,最后形成冠状静脉窦进入右心房。

二、血管

血管是循环系统的周围结构,为运输血液的管道,包括动脉、毛细血管和静脉。动脉将血液从心脏输向组织,管壁含有较多的肌纤维和弹力纤维,具有一定的张力和弹性,又称"阻力血管";毛细血管将小动、静脉相连,在组织中呈网状分布,管壁仅由一层内皮细胞和少量纤维组织构成,血液在此可直接与组织进行物质交换:提供氧、激素、酶、维生素和其他营养物质;运走代谢产物和CO_2,故毛细血管又称"功能血管",其渗透性和静水压与血液胶体渗透压调节着血液与组织间的液体平衡。静脉将血液从组织汇入心脏,管壁较薄、管腔较大,又称"容量血管"。血管内皮细胞除了是一道天然屏障外,还能分泌激素、细胞因子,在调节血管舒缩、维持正常凝血功能等方面起重要作用。

三、调节血液循环的神经体液因素

心脏虽有自律性,但整个循环系统的功能受神经体液因素的调节:①交感神经通过兴奋心脏肾上腺素能β_1受体,使心率加速、传导加快和心脏收缩力增强,α受体兴奋后使周围血管收缩(α和β_2受体兴奋使冠脉血管和骨骼肌内血管舒张);②副交感神经通过兴奋乙酰胆碱能受体,使心率减慢、传导抑制、心脏收缩力减弱和周围血管扩张;③激素、电解质和一些代谢产物是调节循环系统的体液因素:儿茶酚胺、钠和钙等起正性心率和心缩作用,而乙酰胆碱、钾和镁等起负性心率和心缩作用;儿茶酚胺、肾素、血管紧张素、精氨酸加压素、血栓素 A_2、内皮素等使血管收缩,而激肽、环磷酸腺苷、ATP、前列环素（PGI_2）、组胺、酸性代谢产物等使血管扩张。

在通常安静的情况下,成人心脏每分钟搏动 60～100 次;每次从左、右心室分别搏出 60～70 mL 血液(心搏量),每分钟从心室排出约 5 L 血液(心排血量),如以体表面积校正则为 2.6～4.0 L/(min·m²)(心排血指数)。当运动时,通过神经体液调节,心排血量可增加到 20 L/min,为正常时的 4 倍,因此心脏功能有很大的储备。

近年来由于心钠素、内皮素等的发现,认为循环系统不仅是一个血流动力学系统,而且是人体内一个重要内分泌系统;现已证明,整个循环系统包括心脏、血管平滑肌细胞、内皮细胞甚至血管周围组织的细胞,都有内分泌功能,对心血管的活动起到调节作用。

第三节　心血管疾病的诊断类型

心血管疾病的诊断类型应包括病因、病理解剖和病理生理 3 个方面。

病因诊断说明疾病的基本性质,可分为先天性和后天性两大类。病因与疾病的发展、转归、预防和治疗有重要关系,故需放在诊断的第一位。在我国所见的各种心脏病的病因,随地区和年代不同而有所变化。

病理解剖诊断列为诊断的第二位,可表明各种病因所引起的病理解剖改变。其与疾病的临床表现、预后密切相关,对准备施行手术治疗的病例更具有重要意义。

病理生理诊断列为诊断的第三位,可表明各种循环系统疾病所发生的病理生理变化而导致的功能改变。其反映疾病的程度和对整个机体的影响,是判断劳动力的主要根据。如心脏功能分级,一般按患者能胜任多少体力活动来判断,国际上称为纽约心脏病协会(NYHA)分级。①Ⅰ级:体力活动不受限制,一般体力活动不引起症状;②Ⅱ级:体力活动稍受限制,不能胜任一般的体力活动,可引起呼吸困难、心悸等症状;③Ⅲ级:体力活动大受限制,不能胜任较轻的体力活动,可引起心力衰竭症状和体征;④Ⅳ级:体力活动能力完全丧失,休息时仍有心力衰竭症状和体征。

因此,心血管疾病完整的诊断应包括病因、病理解剖和病理生理3个方面,举例如下。

(1)风湿性心脏病(病因诊断)。
(2)二尖瓣狭窄(病理解剖诊断)。
(3)心脏增大(病理解剖诊断)。
(4)心房颤动(病理生理诊断)。
(5)心力衰竭(病理生理诊断)。
(6)心脏功能第Ⅳ级(病理生理诊断)。

第四节　心血管疾病的诊断方法

首先注重全面的病史询问和体格检查,然后再根据情况作实验室检查和X线、心电图、超声心动图等其他辅助检查,有些患者需作血流动力学等方面的检查。近年来,CT、MRI、核素等影像技术的发展为心血管疾病的诊断提供了快捷无创的手段;快速发展的心导管技术也已成为心血管疾病诊断和治疗的重要手段,在临床上广泛应用。

一、病史和症状

(一)呼吸困难

呼吸困难是患者对机体缺氧的主观感受。急性肺水肿、肺栓塞可表现为突发的呼吸困难,慢性心功能不全的呼吸困难可在数周或数月中逐渐加重,是左心功能不全、肺淤血的主要症状。轻者仅表现为劳累性呼吸困难或阵发性夜间呼吸困难;重者呼吸困难持续而需端坐呼吸,可伴有哮鸣,需注意与支气管哮喘鉴别。呼吸困难也常由呼吸系统疾病如气胸、肺炎、慢性阻塞性肺病等引起,需要鉴别。

(二)胸痛或胸部不适

胸痛是心脏疾病常见的症状,但可引起胸痛的非心脏疾病亦很多,如胸壁、肋间神经、肺部、食管或颈椎疾病都可引起胸痛,需注意胸痛的不同特征进行鉴别。如心绞痛是冠状动脉供血不足的主要症状,为胸骨后的压迫或紧缩感,向左肩及左上肢放射,严重时右臂和右胸也可受累,持续 2~5 分钟。发作前常有诱因。发作时患者多不敢继续活动,而胸痛多于停止活动或含服硝酸甘油后即消失。询问患者时宜让患者自己详细描述,避免暗示。急性心肌梗死时的胸痛性质与心绞痛相似,但历时长,可达数小时以上。急性心包炎的胸痛多在左前胸,与体位有关。主动脉夹层时的胸痛常为持续性撕裂样,向后背放射。

(三)心悸

心悸是一种以心慌为特征的主观不适感,可见于所有类型的心律失常,如心动过速、异位搏动,高动力循环状态和突然发生的心动过缓。

(四)水肿

水肿为组织间隙水分含量过多所致,一般为皮下水肿,呈凹陷性。心脏性水肿常从下肢开始,一般是对称的,早期仅于日间活动后出现,休息一夜后消失。长期卧床者水肿发生在背部和骶部皮下。

(五)发绀

发绀为缺氧的表现,当血液中还原血红蛋白增多(超过 50 g/L 时),即可出现发绀。可分中心性和末梢性两种:前者系由于右向左分流的先天性心脏病或肺部疾病静脉血未得到充分氧合所致;后者系由于周围循环血流缓慢,组织从血中摄取氧过多所致,常见于心力衰竭时。贫血患者由于血红蛋白量低,即使严重缺氧可无发绀。长期中心性发绀常伴有杵状指(趾)。

(六)晕厥

晕厥为脑组织暂时性缺血所引起的短暂意识丧失,心源性晕厥常为心排血量突然减少所致。如由于心搏骤停而发作者,称为心源性脑缺血综合征,即阿-斯综合征,常伴有抽搐;如因反射性周围血管扩张或急性大量失血引起脑缺血而发生者,称为血管性晕厥。此外,血压陡然增高造成脑血管痉挛、颅内压增高或脑水肿时,也可引起晕厥。

(七)咳嗽和咯血

咳嗽和咯血虽是肺部疾病的常见症状,但心脏病发生肺淤血(肺静脉高压)、肺水肿、肺梗死或呼吸道受压(主动脉瘤形成)时都可发生。

过去史中应注意风湿热、咽炎、扁桃体炎、慢性支气管炎和性病等病史。还应了解过去是否发现有心脏病及其诊断和处理经过。家族史中要注意有无遗传倾向的心血管病；如高血压、原发性肥厚型心肌病、动脉粥样硬化、马方综合征等，系统回顾中需特别注意糖尿病、甲状腺疾病、肾脏疾病等病史。

二、体征

(一)心脏的体征

1.望诊

左心室扩大时心尖冲动向左下移位并呈弥散性；左心室肥厚时心尖呈抬举性搏动；右心室肥厚或扩大时，心前区有抬举性或弥散性搏动；大量心包积液时心尖冲动消失。自幼患心脏病者，心前区常隆起。

2.触诊

震颤是器质性心脏病的表现。如心室间隔缺损在胸骨左缘第3、4肋间有收缩期震颤；动脉导管未闭在胸骨左缘第2肋间有连续性震颤；主动脉或肺动脉瓣狭窄分别在相应的瓣膜区触到收缩期震颤；二尖瓣狭窄或关闭不全在心尖区触到舒张期或收缩期震颤。

此外，触诊还可发现梗阻性肥厚型心肌病时心尖的双搏动、室壁瘤时的心尖反搏动、第三或第四心音引起的舒张早期或收缩期前的搏动。

3.叩诊

叩诊可了解心脏浊音界的大小。有明显肺气肿者心脏浊音界常不易叩出。心脏移位时浊音界移位，应与心脏浊音界扩大相鉴别。

4.听诊

听诊具有重要诊断价值。听诊内容包括心音的异常，有无额外心音、杂音和心律失常等。

(1)心音强度改变：二尖瓣狭窄、P-R间期缩短和期前收缩时，第一心音增强；在二尖瓣关闭不全、P-R间期延长和心肌病变时第一心音减弱。在高血压或主动脉硬化时，主动脉瓣区第二心音增强；肺动脉高压时，肺动脉瓣区第二心音增强，在主动脉瓣或肺动脉瓣狭窄时，第二心音减弱。此外，交感神经兴奋、甲状腺功能亢进、发热、贫血时的高心排血量状态及胸壁较薄的儿童和瘦长型成人中，第一、第二心音均可增强。而在肺气肿、左侧胸膜炎、心包积液或缩窄性心包炎和肥胖者中，第一、二心音均减弱。

(2)心音分裂：正常人，尤其是青年和儿童，吸气时可有第二心音分裂。在右束支传导阻滞、心房间隔缺损和肺动脉瓣狭窄时由于肺动脉瓣延迟关闭，及二尖瓣关闭不全或缩窄性心包炎时由于主动脉瓣提前关闭,可引起第二心音分裂。第一心音分裂多见于完全性右束支传导阻滞,偶见于严重二尖瓣狭窄和室性期前收缩。此外,完全性左束支传导阻滞、人工右心室起搏时可产生第一和第二心音的逆分裂,即分裂在呼气时明显而吸气时减轻甚或消失。严重主动脉瓣狭窄也可引起第二心音逆分裂。

(3)收缩期额外音。

收缩早期喀喇音(又称收缩喷射音),是紧接在第一心音之后的高频爆裂样声音,见于主动脉或肺动脉瓣轻、中度狭窄、原发性肺动脉扩张、高血压或肺动脉高压等。在相应的半月瓣区听到,主动脉收缩喷射音尚可传导到心尖区。

收缩中、晚期喀喇音,是出现在收缩中或晚期的高频爆裂样声音,在心尖或胸骨左下缘听到。见于二尖瓣脱垂综合征和乳头肌功能失调,也可由心外因素所致,如胸膜心包粘连、左侧气胸、心脏附近组织的碰撞等,此时其音响的强弱可随呼吸与体位的改变而改变。

在完全性房室传导阻滞或心室激动逆传到心房时,当心房收缩发生在心室收缩期时,尚可能闻及收缩期心房音。

(4)舒张期额外音。

舒张期三音律,即舒张期奔马律,为增强的第三或第四心音或两者重叠所形成,心率常同时增快;如增强的第三和第四心音同时出现,则形成舒张期四音律。见于严重心肌受损和心力衰竭时。但在正常青少年、二尖瓣关闭不全者可有第三心音;老年人及 P-R 间期延长者可有第四心音,要注意鉴别。

开瓣音:主要见于二尖瓣狭窄而瓣叶活动度尚佳时,在心尖区和胸骨左缘第 4 肋间处听到。音调呈拍击样,出现在第二心音主动脉瓣成分之后平均 0.07 秒处。

心包叩击音:见于缩窄性心包炎,系由于舒张期心室急速充盈被迫骤然停止所致。

肿瘤扑落音:为心房黏液瘤舒张期肿瘤脱入心室,其蒂突然拉紧或肿瘤碰撞房、室壁所致。

(5)心脏杂音。

心脏杂音有收缩期、舒张期、收缩和舒张双期杂音 3 种。先天性心脏病和心瓣膜病多具有特征性的心脏杂音,是诊断的重要依据。

收缩期杂音虽不一定表明心脏不正常,但常是半月瓣狭窄、房室瓣关闭不全及房室间隔间分流性病变的重要特征。

舒张期杂音都具有病理意义,如主动脉瓣或肺动脉瓣关闭不全时在各自的听诊区可闻及吹风样递减型舒张期杂音;二尖瓣或三尖瓣狭窄时在心尖区或三尖瓣区可闻及隆隆样舒张期杂音,常呈递增型。在肺动脉高压时的相对性肺动脉瓣关闭不全;或重度主动脉瓣反流时的相对性二尖瓣狭窄,也可产生相应的舒张期杂音,此种杂音虽属功能性,但显然有病理意义。

收缩期和舒张期连续性杂音,最常见于动脉导管未闭,呈机器声样,位于胸骨左缘第2肋间。其他如主动脉肺动脉间隔缺损、主动脉窦瘤破入右心、冠状动脉瘘等畸形,也可在胸前产生连续性杂音。

(6)心包摩擦音:由心包炎症时心包脏壁两层摩擦所致,可发生在收缩期和(或)舒张期,性质粗糙多变,历时短暂,前倾位时更明显。此外,应用药物或一些生理动作以改变杂音的性质或响度,有助于鉴别诊断。心脏听诊在心律失常的诊断中,虽不如心电图正确,但具有及时、简便的优点。

(二)周围血管的体征

1.动脉

周围动脉搏动的幅度常反映心搏量的多少,脉搏可反映心律,如在心律失常时可呈二联脉、间隙脉、短绌脉等。

水冲脉:脉搏洪大、起落明显,伴脉压显著增大,见于重度主动脉瓣关闭不全及粗大的动脉导管未闭。

双峰脉:脉搏二起一落,主要见于梗阻性肥厚型心肌病。

交替脉:脉搏强弱交替出现,见于左心室衰竭。

奇脉:脉搏于吸气时减弱甚至触不到,见于心脏压塞,也可发生在气道阻塞或上腔静脉阻塞时。

此外,上、下肢或两侧脉搏显著不等,提示主动脉缩窄或多发性大动脉炎;周围动脉弯曲伸长提示动脉硬化;发现异常的搏动性肿块,提示动脉瘤的可能。

2.静脉

主要观察颈静脉充盈的水平。患者取最能清楚看到颈静脉搏动的体位,测出颈静脉内充盈血柱的顶端和胸骨角的垂直距离,加上5 cm(相当于胸骨角与右心房中心的距离),即可估计出中心静脉压。在右心衰竭患者中,如在肝区加压30~60秒,可见颈静脉充盈水平升高,为肝颈静脉反流征。

此外,用袖带血压计测定动脉血压已成为常规检查,有时进行直接穿刺,测定动脉内压、周围和中心静脉压。应用漂浮导管测定肺毛细血管楔压已成为重要的监测指标。

三、实验室检查

除常规血、尿检查外,尚有多种实验室检查有助于本系统疾病的诊断。包括反映糖和脂质代谢失常的血糖和脂类测定;反映心肌坏死的肌钙蛋白、肌酸磷酸激酶以及肌红蛋白测定;反映心脏功能的 B 型利钠肽(BNP)或 N 末端 B 型利钠肽原(NT-proBNP);肝、肾功能、电解质测定,血液 pH 测定及血液气体分析;以及反映细菌感染的体液培养;反映各种微生物感染的血清抗体测定(如抗链球菌溶血素"O"、抗链球菌激酶、抗透明质酸酶、C 反应蛋白、病毒中和抗体等);各种内分泌病的有关测定等。

四、辅助检查

(一)X 线胸片检查

X 线胸片检查可了解心脏、主动脉和肺门血管的情况,包括心脏的大小、形态,结合食管吞钡摄片可了解左心房大小,主动脉壁钙化提示主动脉硬化。还可以了解是否有肺部淤血、胸腔积液等情况。

(二)心脏电学检查

1.心电图检查

心电图检查可反映心脏激动时心肌除极、复极和激动传导等电活动。对诊断各种心律失常、心肌供血不足、心肌梗死很有价值;能显示左、右心室和心房肥大、因而有助于多种心血管疾病的诊断。此外,它还能反映某些内分泌、电解质失调和药物对心肌的影响。对危重患者的床旁连续心电图监测,有助于及时发现和处理严重心律失常,避免不良后果。心电图负荷试验有助于冠心病心肌缺血的诊断,对心血管病患者的康复指导及劳动力及预后的判断。心电图信号可通过有线或无线通信设施进行传送,尤其近年来互联网+心电图技术的发展,可用于家庭监测,心脏预警,显著提高心律失常的检出率以及高危患者的识别和及时救治。

2.心电向量图检查

心电向量图是一种将空间的心电活动方向和量记录在垂直交叉于空间一点的 X、Y、Z 3 个轴所形成的 3 个平面上,即把立体的心电向量环在水平面、侧面和额面上的投影描记下来,可作为心电图图形的解释和补充。因其他诊断技术如心脏超声、心脏电生理检查等的发展,该技术临床上已较少应用。

3.动态心电图检查

动态心电图又称 Holter 心电图,可记录日常生活中一定时间内(24~

72 小时)的全部心电图波形,报告心搏总数、异常心律的类型和次数、最快与最慢心率及 ST 段的改变。可评估各种心律失常,并可将异常心电图与患者当时的活动情况或症状对照分析,因此对于下列情况具有重要价值:①心悸、晕厥的鉴别诊断;②病态窦房结综合征,尤其是慢快综合征的诊断;③提高心肌缺血的检出率;④监测急性心肌梗死后的心律变化,发现和防治猝死高危对象;⑤评价抗心律失常和抗心绞痛药物的临床疗效,为临床药理学研究的重要手段。

(三)超声心动图检查

超声心动图方便、快速,可床旁检查,是评价心脏、血管的形态及功能的重要辅助检查技术。心血管超声诊断方法和技术目前有 8 种。

1.M 型超声心动图检查

M 型超声心动图检查以单声束经胸探测心脏,获得位移曲线来显示心内结构间距离改变与时间之间的关系,但显示心内解剖结构、形态及毗邻关系方面有局限性。

2.二维超声心动图检查

二维超声心动图检查通过机械式或相控阵电子扇扫技术,在选定的部位如胸骨旁、心尖部,按不同的方向对心脏做"切面"解剖。获得一系列有规律的标准图像,提供直观的心内结构及毗邻关系的断层图像,图像可迅速实时供动态观察,是协助诊断心血管系统的形态和功能改变的重要手段。负荷超声心动图(药物或运动负荷)有助于检测心肌缺血,评价心肌存活性。

3.声学造影超声心动图检查

声学造影超声心动图检查通过注入含有微小气泡的液体于血液中,藉超声波对气体的强反射性,呈现出密集的"云雾影",借此来观察血流的动向,了解可能存在于心内或大血管内的分流,协助诊断复杂的心脏畸形。晚近还发展了记录心肌灌注声学造影图像的技术。

4.多普勒超声心动图检查

多普勒超声心动图检查根据多普勒效应,用一定发射频率的超声波来探测心脏及大血管中的血流情况,借回波频率的增减可了解血流的方向;借回波与发射波的差额可了解血流的速度。目前发射波有两种:脉冲波(pw)、连续波(cw)。前者可用于定位取样测定,后者能进行最大速度定量分析,可无创伤性地估测心内压力。其信号输出有两种。①频谱分析:用横轴表示时间;纵轴表示差额或流速;矢状轴表示强度,以灰阶显示;②彩色显示:将回波的差额资料经自相关分析和彩色编码处理,把彩色的血流信号实时叠加在黑白的二维结构显像上,给人以直观心脏大血管内的血流之感,被称为无创伤性心血管造影术。

5.三维超声心动图检查

近几年超声诊断技术发展迅速,在二维超声心动图的基础上,利用一定数量的二维图像,经过计算机重建,按三维空间的关系组成静态的三维图像。三维图像与时序结合,再经过计算机处理构成一个心动周期的动态的三维图像,称为四维图像。

6.组织多普勒成像技术

与传统多普勒检查技术不同,组织多普勒成像技术以低速运动($<10\ cm/s$)的心肌组织为观察对象,将回波信号通过降低总增益和经过滤波器方法输送到自相关器估计速度,以二维彩色图像或频谱曲线形式将心脏运动的信息实时地显示出来。用于分析局部的、区域性的心脏功能,有助于鉴别诊断局部的心肌功能障碍,评价室壁运动的同步性。近年来影像分析软件的发展,进一步拓宽了二维超声心电图的功能,如斑点追踪技术,提供了更丰富的心室舒缩功能信息。

7.经食管超声心动图检查

经食管超声心动图检查将超声探头送入食管内,可克服经胸透声差的局限性,提供更精确的心脏结构显像,对瓣膜赘生物、左心房血栓及主动脉夹层形成的诊断具有重要价值,可用于心脏手术监护,包括经导管主动脉瓣植入术、二尖瓣修复术等。

8.腔内超声显像检查

腔内超声显像检查采用导管技术,将带有微型化超声探头的导管送入心腔或血管腔内(包括冠状动脉),可进行心腔内和血管腔内的超声显像。心腔内超声显像可用于指导某些介入操作如房间隔穿刺、射频消融术等,而血管内超声显像不仅能了解血管壁粥样硬化斑块的组织声学特征,并能为介入治疗时器械的选择,以及支架植入治疗效果的评价,提供有力的帮助。

选用或联合应用上述超声诊断技术,可以判断:①心脏及大血管的解剖结构改变及空间关系,心脏及大血管内有无瘤、赘生物、血栓、异物、积液等的异常回声;②心脏及大血管的生理功能改变,评价心室的整体与局部功能等。加之超声检查安全、无创、可重复,已成为诊断和鉴别心血管系统疾病的重要手段。

(四)磁共振成像(MRI)检查

用于心血管系统检查的 MRI 也被称为心脏磁共振,心脏磁共振能全面显示心脏房室大小、室壁厚度以及心包等,动态电影能准确判断心脏整体和节段运动,此外,对左心室的环缩功能、长轴的短缩功能以及室壁增厚率等均可进行定性和定量分析,从而定量评价节段性及整体的左心室功能。对比剂(最常使用含钆元素的螯合剂)增强的心肌灌注扫描以及延迟强化,能评价心肌缺血和识别存活心肌。

第五节 心血管疾病的防治

首先应着重病因的预防和治疗。有许多心血管疾病,其病因和发病机制已阐明,如针对其病因是可以预防或治愈的。例如梅毒性心血管病、维生素 B_1 缺乏性心脏病、贫血性心脏病、感染性心内膜炎、内分泌和代谢病性心脏病等。积极防治链球菌感染和风湿热,风湿性心瓣膜病可以得到预防。慢性肺源性心脏病也可通过积极防治慢性支气管炎而减少。但有些心血管疾病的病因和发病机制还未完全了解,防治存在困难,如常见的高血压和动脉粥样硬化,较常见的原发性心肌病等,目前对这些疾病的防治主要在于针对其危险因素和可能的发病因素。如对动脉粥样硬化危险因素的控制(戒烟、治疗高脂血症、高血压和糖尿病等)可以降低动脉粥样硬化及其并发症的发生。尤其是他汀类药物的应用,对冠心病的防治起非常重要的作用。动脉粥样硬化相关的疾病在心血管系统疾病中占很大比例,积极防治动脉粥样硬化对降低我国心脑血管疾病的发病起重要作用。

本系统疾病的病理解剖变化,已有不少可用外科手术纠治。在一般麻醉下,可施行未闭动脉导管的结扎或切断术、二尖瓣狭窄交界分离和缩窄性心包炎的心包剥离术等。随着心脏直视手术和血管外科手术的发展,大多数先天性心血管畸形可以施行手术纠治;各种心瓣膜病可以施行瓣膜修复术或人造瓣膜替换。动脉病,包括冠状动脉病,可行动脉内膜剥脱,病变切除,同种血管、自体血管或人造血管移植或旁路等手术。心肌梗死的并发症如心室壁瘤、室间隔穿孔、乳头肌断裂等,亦可考虑用手术治疗。病变严重不能修复的心脏,可施行心脏移植术。

近年来心血管病介入治疗发展迅速,提供了较外科手术创伤性小而效果也好的治疗手段,除了可纠治病理解剖变化外,还可以治疗各种心律失常、心力衰竭、高血压。包括:经导管闭合心房间隔缺损、未闭的动脉导管及部分室间隔缺损,经皮穿刺球囊导管瓣膜成形术治疗二尖瓣和肺动脉瓣狭窄(治疗主动脉瓣狭窄的效果则较差);经导管主动脉瓣植入术治疗主动脉瓣狭窄和经导管二尖瓣修复术治疗二尖瓣关闭不全,是近年来应用于介入治疗心脏瓣膜疾病的新方法,国内已逐步开展这些新技术。冠心病的介入治疗近年来发展非常迅速,支架的广泛应用使成功率大大提高,药物洗脱支架的应用降低了远期再狭窄率。针对快速性心律失常,包括大多数的室上性和室性心动过速、部分心房扑动、心房颤动和室性期前收缩,可以施行射频、激光、直流电、冷冻、化学物等的介入消融治疗,植入起搏器治疗缓慢性心律失常的技术已非常成熟,植入式心脏复律除颤器(implantable cardioverter defibrillator,ICD)可终止危及生命的室性快速心律失常,预防心源性猝死的发生。心脏再同步起搏治疗(cardiac resynchronization therapy,CRT)可辅助治疗慢性心力衰竭。室间隔化学消融可治疗梗阻性肥厚型心肌病。左心耳封堵术,可用于不能应用口服抗凝药物的持续性非瓣膜病房颤患者,以预防脑卒中的发生。心尖部室壁瘤封堵术,可替代外科室壁瘤切除手术。

心血管疾病的病理生理变化常较迅速而严重,但给予紧急处理和合理调整,常可奏效。且随着新技术、新疗法的创用,疗效不断提高。慢性心力衰竭的治疗除了纠治病因外,可用神经内分泌调节药物、利尿和血管活性药物治疗。神经内分泌调节药物主要是肾素-血管紧张素-醛固酮系统(RAAS)阻断药和交感-肾上腺系统阻断药,前者包括血管紧张素转换酶抑制剂(ACEI)、血管紧张素Ⅱ受体阻断药(ARB)以及醛固酮拮抗药,不仅可有效地缓解心力衰竭患者的症状,而且可能延长寿命。β受体阻滞剂在心力衰竭治疗中的地位已经确立,可缓解症状,降低猝死的发生。利尿纠正水钠潴留是急、慢性心力衰竭治疗的基础。静脉应用血管活性药物主要用于急性心功能不全和慢性心力衰竭急性加重期。传统强心药物如洋地黄类主要用于伴有室上性快速心律失常(尤其是心房颤动)的中、重度收缩性心力衰竭。其他正性肌力药物,如拟交感胺类的多巴胺和多巴酚丁胺,磷酸二酯酶抑制剂氨力农、米力农等仅适用于急性心力衰竭或慢性心力衰竭急性发作期的短期应用以改善血流动力学及症状,尤其是低心排血量综合征者;作用强而奏效速的袢利尿药和静脉用血管扩张剂,使急性肺水肿的治疗更为有效。心脏再同步化治疗适用于左心室射血分数(LVEF)≤35%、左心室舒张末期内径≥55 mm、优化药物治疗后 NYHA 心功能仍为Ⅲ或Ⅳ级,且心脏不同步的窦性节律患者。CRT 可使心力衰竭患者总病死率和住院率显著降低,改善预后,并提高生活质量。外科手术用于治疗心力衰竭的心室减容术、机械辅助循环、心脏移植术等。

对心律失常的治疗,除一些老药新用收到显著的效果(包括利多卡因、溴苄铵、苯妥英钠、索他洛尔等),一些较常用的抗快速心律失常药物,如丙吡胺、莫雷西嗪、美西律、普罗帕酮、氟卡尼、胺碘酮、维拉帕米、地尔硫䓬和胺碘酮仍在应用外,新的制剂如治疗室上性心律失常的腺苷、伊布利特、多非利特和尼非卡兰等陆续问世,临床应用获得显著的效果,但它们都有致心律失常的不良反应,用药时要予以注意。电子仪器(包括电复律器、人工心脏起搏器和 ICD 等)及其他新技术,如射频消融术和外科手术治疗的发展和应用,为治疗严重心律失常提供了有力的武器。

对心绞痛的药物治疗,除传统应用的硝酸酯类外,应用 β 受体阻滞剂和钙通道阻滞剂,收到了良好的疗效。对急性冠脉综合征的治疗近年来有了长足的进展。抗栓、抗缺血和介入治疗的综合应用显著改善了患者的预后。对急性 ST 段抬高型心肌梗死患者进行心电和(或)血流动力学的监护,早期采用包括药物溶栓和急诊经皮腔内冠状动脉介入治疗(primary PCI)在内的再灌注治疗,及时处理心律失常、心源性休克和心力衰竭,已显著提高了治疗的成功率。新型抗血小板和抗凝药物的应用降低了缺血事件的发生,新型的溶栓药物如基因重组组织型纤溶酶原激活剂、尿激酶前体、甲氧苯基化链激酶纤溶酶原激活剂复合物基因重组葡萄球菌激酶等,正在不断推出。

治疗高血压的药物品种较多,包括 ACEI/ARB、钙通道阻滞剂、β 受体阻滞剂、利尿药、α 受体阻断药等,危险度分层在不断改进,强调联合用药,平稳达标。此外,非药物性抗高血压疗法得到了重视。

在心血管疾病的治疗中,发掘祖国医药学宝库,中西医结合,也取得了不少成绩。用活血化瘀、芳香温通、宣痹通阳、滋阴理气等中医治则,单味中草药如毛冬青、丹参、川芎、葛根、参三七、瓜蒌、麝香、银杏叶等制剂,复方中药如冠心苏合丸、麝香保心丸、苏冰滴丸、丹参滴丸、宽胸气雾剂等,治疗冠心病心绞痛和心肌梗死,收到一定的效果。用独参汤、参附汤、生脉散、四逆汤等治疗并发于心肌梗死的心源性休克,降低了心肌梗死的病死率。附子注射液或口服人参附子治疗病态窦房结综合征;常咯啉治疗心律失常;黄芪治疗病毒性心肌炎等,也收到了良好的疗效。

第二章

心 肺 复 苏

第一节　成人基础生命支持

基础生命支持包括:识别突发心搏骤停(sudden cardiac arrest,SCA)、心脏事件、卒中和气道异物梗阻的表现,心肺复苏以及利用体外自动除颤仪除颤。

一、基础生命支持的适应证

(一)呼吸骤停

很多原因可造成呼吸骤停,包括溺水、卒中、气道异物阻塞、吸入烟雾、会厌炎、药物过量、电击伤、窒息、创伤,以及各种原因引起的昏迷等。原发性呼吸骤停后1分钟,心脏也将停止跳动,若此时进行胸外按压,数分钟内仍可得到已氧合的血液供应。当呼吸骤停或自主呼吸不足时,保证气道通畅,进行紧急人工通气十分重要,可防止心脏发生停搏。心搏骤停的早期,可出现无效的"叹息样"呼吸动作,应注意不能与有效的呼吸动作相混淆。

(二)心搏骤停

除了上述能引起呼吸骤停进而引起心搏骤停的原因外,还包括急性心肌梗死、严重的心律失常(如心室颤动)、重型颅脑损伤、心脏或大血管破裂引起的大失血、药物或毒物中毒、严重的电解质紊乱如高血钾或低血钾等。心搏骤停时血液循环停止,各重要脏器失去氧供,如不能在数分钟恢复血供,大脑等生命重要器官将发生不可逆的损害。

二、现场心肺复苏程序

BLS的判断阶段极其关键,患者情况只有经准确地判断后才能接受更进一步的心肺复苏(CPR)(纠正体位、开放气道、人工通气及胸外按压)。判断时间要求短暂、迅速。

(一)判断患者的反应

当目击者(如非医护人员)发现患者没有呼吸、不咳嗽、对刺激无任何反应(如眨眼或肢体移动等),即可判定呼吸、心跳停止,并立即开始 CPR。

(二)启动急救医疗系统(emergency medical services,EMS)

拨打急救电话后立即开始 CPR。对淹溺者或其他任何年龄的窒息者应先行 5 个周期的 CPR(约 2 分钟)再电话呼救,并由医师在电话里提供初步的指导进行救治。如果有多人在场,启动 EMS 与 CPR 应同时进行。

(三)患者的体位

在进行 CPR 前,首先将患者仰卧位放到硬质的平面上,将双上肢放置于身体两侧。如要将患者翻转,颈部应与躯干始终保持在同一个轴面上,如果患者有头颈部创伤或疑有颈部损伤,只有在绝对必要时才能移动患者,因为对有脊髓损伤的患者不适当地搬动可能会造成截瘫。如果为住院患者,且已有人工气道(如气管插管,喉罩或食管气管联合式导气管),但不能放置仰卧位(如脊柱手术中),则应努力在俯卧位进行 CPR。

(四)开放气道

舌后坠是造成呼吸道阻塞最常见的原因。舌附在下颌上,意识丧失的患者由于肌肉松弛使下颌及舌后坠。有自主呼吸的患者,吸气时气道内呈负压,也可将舌、会厌或两者同时吸附至咽后壁,产生气道阻塞。此时将下颌上抬,舌离开咽喉部,气道即可打开。医护人员可对证明没有颈部外伤者采用仰头抬颏手法开放气道,如怀疑有颈椎损伤,开放气道时应使用没有头后仰动作的托颌手法。但如果托颌手法无法开放气道,则应采用仰头抬颏手法,因为在 CPR 中维持有效的气道,保证通气是最重要的。开放气道后必须清除患者口中的异物和呕吐物,用指套或手指缠纱布清除口腔中的液体分泌物;清除固体异物时,一手按压开下颌,另一手示指将固体异物钩出。

1.仰头抬颏法

为完成仰头动作,应一只手放在患者前额,用手掌把额头用力向后推,使头部向后仰,另一只手的手指放在靠近颏部的下颌骨下方,将颏部向前抬起,此时牙关紧闭,勿用力压迫下颌部软组织,否则有可能造成气道梗阻,避免用拇指抬下颌。

2.托颌法

把手放置在患者头部两侧,肘部支撑在患者躺的平面上,握紧下颌角,用力向上托下颌,如患者紧闭双唇,可用拇指把口唇分开。如果需要进行口对口呼吸,则将下颌持续上托,用面颊贴紧患者的鼻孔。

(五)人工呼吸

1.检查呼吸情况

开放气道后,先将耳朵贴近患者的口鼻附近,感觉有无气息,再观察胸部有无起伏动作,最后仔细听有无气流呼出的声音,将少许棉花放在口鼻处,可清楚地观察到有无气流。若无上述体征可确定无呼吸,判断及评价时间不得超过10秒。大多数呼吸或心搏骤停患者均无呼吸,偶有患者出现异常或不规则呼吸,或有明显气道阻塞征的呼吸困难,这类患者开放气道后即可恢复有效呼吸。开放气道后如发现无呼吸或呼吸异常,应立即实施人工通气,如果不能确定通气是否异常,也应立即进行人工通气。初级救助者如果不愿意或不会进行人工呼吸,那么开始胸外按压。建议:①每次人工呼吸时间超过1秒;②每次人工呼吸潮气量足够(口对口呼吸或球囊-面罩人工呼吸,有或没有氧气),能够观察到胸廓起伏;③避免迅速而强力的人工呼吸;④如果已经有人工气道(如气管插管,食管气管联合式导气管或喉罩),并且有两人进行CPR,则每分钟通气8~10次,无需呼吸与胸外按压同步。在人工呼吸时,胸外按压不应停止。

2.口对口呼吸

口对口呼吸是一种快捷而有效的通气方法,呼出气体中的氧气(含16%~17%)足以满足患者需求。人工呼吸时,要确保气道通畅,捏住患者的鼻孔,防止漏气,急救者用口唇把患者的口全罩住,呈密封状,缓慢吹气,每次吹气应持续2秒以上,确保吹气时胸廓隆起,吹气频率应为10~12次/分。为减少胃胀气的发生,对大多数成人来说,吹气持续2秒以上可给予10 mL/kg(700~1 000 mL)的潮气量,能提供足够的氧合。

3.口对鼻呼吸

如果不能通过患者口进行通气,如口严重外伤,口不能打开,患者在水中,或口对口封闭困难,则推荐使用口对鼻呼吸。救治溺水者最好用口对鼻呼吸方法,因为救治者双手要托住溺水者的头和肩膀,只要患者头一露出水面即可行口对鼻呼吸。

4.口对面罩呼吸

用透明有单向阀门的面罩,急救者可将呼气吹入患者肺内,又能避免与患者口唇直接接触,有的面罩有氧气接口,以便口对面罩呼吸的同时供给氧气。用面罩通气时双手把面罩紧贴患者面部,加强其闭合性则通气效果更好。

5.球囊面罩人工呼吸

球囊面罩人工呼吸是一种需要相当培训才能完成的技术。单独的救助者可使用球囊面罩通气装置的同时完成提下颌,将面罩扣紧患者的面部并挤压球囊,救助者必须同时观察每次呼吸的胸廓起伏情况。如果气道开放且没有漏气(面罩和面部密闭良好),每次挤压的容量为 1 L 的球囊为 1/2 到 2/3,2 L 的球囊为 1/3。如果患者没有人工气道,救助者复苏的每一周期为 30 次按压和 2 次人工呼吸。救助者按压时暂停行人工呼吸,每次人工呼吸应超过 1 秒,如果潮气量足够大可见胸廓起伏。

6.人工气道通气

如果在 CPR 时患者已有人工气道,则两个救助者进行 CPR 时,实施按压者可以进行连续的胸外按压,频率为 100 次/分,而不会因通气而暂停,实施通气者可以进行每分钟 8~10 次的通气。两者每 2 分钟交换操作,以防止实施按压者疲劳而导致胸外按压质量和频率的降低。如果有多人实施救助,应该每 2 分钟更换胸外按压者。

救助者应避免过度通气,限制潮气量,但应保证胸廓起伏。研究表明,CPR中若通气频率为 12 次/分,会导致胸膜腔内压升高,使按压期间回心血量减少,心搏出量降低,从而冠状动脉和脑灌注降低。因此,在 CPR 中将通气频率维持在 8~10 次/分和避免过度通气是十分重要的。

(六)循环支持

1.检查

对非专业急救人员,在行 CPR 前不再要求将检查颈动脉搏动作为一个诊断步骤,只需检查循环体征。但对专业急救人员,仍要求检查脉搏,以确认循环状态,而且检查颈动脉时间应在 10 秒以内。如 10 秒内没有脉搏,则应立即开始胸外按压。

2.检查循环体征

检查循环体征是指评价患者的正常呼吸、咳嗽情况以及对急救通气后的运动反应。非专业人员应通过看、听、感知患者呼吸及其他机体运动功能,仔细鉴别正常呼吸和濒死呼吸。对专业急救人员,检查循环体征时,一方面要检查颈动脉搏动,另一方面观察呼吸、咳嗽和运动情况。专业人员要能鉴别正常呼吸、濒死呼吸,以及心搏骤停时其他通气形式,注意评价时间不要超过 10 秒。如果不能肯定是否有循环,则应立即开始胸外按压。1岁以上的患者,颈动脉比股动脉要易触及,方法是患者仰头后,急救人员一手按住前额,另一手的食、中指找到气管,两指下滑到气管与颈侧肌肉之间的沟内即可触及颈动脉。

3.胸外按压

胸外按压是在胸骨下 1/2 实施连续规律的按压,按压可使胸膜腔内压力升高,直接按压心脏引起血液流动。尽管正确的胸外按压能使收缩压峰值达到 $8.0 \sim 10.7$ kPa($60 \sim 80$ mmHg),舒张压略低,但颈动脉的平均动脉压很少超过 5.3 kPa(40 mmHg)。同时辅以适当的人工呼吸,就可为脑和其他重要器官提供有氧血供,有利于电除颤。

胸外按压技术:①为使按压效果最佳,应使患者仰卧位躺在硬质平面(如平板或地面);②按压时应在胸部正中,胸骨的下半部,双乳头之间;③把手掌放在胸部正中双乳头之间的胸骨上,另一只手平行重叠压在其手背上,手掌根部长轴与胸骨长轴确保一致,保证手掌全力压在胸骨上,可避免发生肋骨骨折,不要按压剑突;④无论手指是伸直,还是交叉在一起,都应离开胸壁,手指不应用力向下按压;⑤肘关节伸直,上肢呈一直线,双肩正对双手,以保证每次按压的方向与胸骨垂直,如果按压时用力方向不垂直,部分按压力丧失,影响按压效果;⑥对正常体形的患者,按压幅度为 $4 \sim 5$ cm,为达到有效的按压,可根据体形大小增加或减少按压幅度。最理想的按压效果是按压后可触及颈动脉或股动脉搏动,但按压力量应以按压幅度为准,而不仅仅依靠是否触及脉搏;⑦每次按压后,双手放松使胸骨恢复到按压前的位置,血液在此期间可回流到胸腔,放松时双手不要离开胸壁,一方面使双手位置保持固定,另一方面,可减少胸骨本身复位的冲击力,以免发生骨折;⑧在一次按压周期内,按压与放松的时间各为 50% 时,可产生有效的脑和冠状动脉灌注压;⑨按压频率为 100 次/分,按压/通气比为 30:2;在婴幼儿、儿童及有两名救助者时,其比为 15:2。

4.单人或双人CPR

(1)单人CPR。①判定:确定患者有无反应(拍或轻摇晃患者并大声呼唤)。②根据当地实际情况,及时启动 EMS。③气道:将患者安放在适当的位置,采用仰头抬颏法或托颌法开放气道。④呼吸:确定有无呼吸,或是通气不足。如患者无反应,有呼吸,又无脊椎损伤时,应将患者置于侧卧体位,保持气道通畅。如患者无反应,也无呼吸,将患者置于平躺仰卧位,即可开始人工呼吸及胸外按压。开放气道通气时,查看咽部是否有异物,如有异物立即清除。⑤循环:检查循环体征,开始通气后,观察对最初通气的反应,检查患者的呼吸、有无咳嗽、活动情况。专业人员还应检查颈动脉搏动(不超过10秒),如无循环征象,立即开始胸外按压。开放气道后,缓慢吹气2次,每次通气时间为2秒,再行胸外按压30次,完成5个30:2的按压/通气周期。⑥重新评估:行5个按压/通气周期后,再检查循环体征,如仍无循环体征,重新行CPR。

(2)双人CPR:双人CPR时,一人位于患者身旁,胸外按压,另一人位于患者头旁侧,保持气道通畅,监测颈动脉搏动,评估按压效果,并进行人工通气,按压频率为100次/分,按压/通气比为15:2,当实施胸外按压者疲劳时,两人可相互对换。

5.复苏体位(侧卧位)

对无反应,但已有呼吸和循环体征的患者,应采取复苏体位。这个体位必须平稳,接近自然侧卧位,前臂位于躯干的前面,头有所依靠,避免胸部受压影响呼吸。目的是维持患者气道开放,减少气道梗阻和误吸的危险。

(七)气道异物梗阻的识别和处理

气道完全梗阻(foreign body airway obstruction,FBAO)是一种急症,如不及时治疗,数分钟内就可导致死亡。

1.FBAO 的原因

任何年龄患者突然呼吸骤停都应考虑到FBAO,尤其是年轻患者,呼吸突然停止,出现发绀及无任何原因的意识丧失。成人通常在进食时发生FBAO,肉类是造成梗阻最常见的原因。饮酒后致血中酒精浓度升高、有假牙和吞咽困难的老年患者,也易发生FBAO。

2.识别 FBAO

识别气道异物梗阻是抢救成功的关键。因此,与其他急症的鉴别非常重要,这些急症包括虚脱、卒中、心脏病发作、惊厥或抽搐、药物过量及其他因素引起的呼吸衰竭,其治疗原则不同。异物可造成呼吸道部分或完全梗阻。部分梗阻时,患者尚能进行气体交换,如果气体交换良好,患者就能用力咳嗽,但咳嗽停止时,出现喘息声。只要气体交换良好,就应鼓励患者继续咳嗽并自主呼吸,急救人员不宜干扰患者自行排除异物的努力,应守护在患者身旁,监护患者的情况;如气道部分梗阻仍不能解除,就应启动EMS。

FBAO患者可能一开始就表现为气体交换不良,也可能开始时气体交换良好,后来逐渐恶化。气体交换不良的体征包括:乏力而无效的咳嗽,吸气时出现高调噪音,呼吸困难加重,还可出现发绀,对部分气道梗阻且伴有气体交换不良的患者,要像对待完全气道梗阻一样,并且必须马上治疗。

3.解除 FBAO

《2005 年国际心肺复苏指南》推荐采用简易的腹部冲击法快速解决气道异物,如腹部冲击法无效,救助者可考虑采用胸部冲击法。需注意的是,在<1 岁的婴幼儿不推荐使用腹部冲击法,因为可能会导致损伤。胸部冲击法用于患者比较肥胖,救助者无法环抱其腹部者。如果窒息患者处于妊娠晚期,则应采用胸部冲击法。当患者意识丧失,应立即启动 EMS,非专业急救人员应开始 CPR,专业救护人员要继续解除 FBAO。

腹部冲击法(Heimlich 法):腹部冲击法可使膈肌抬高,气道压力骤然升高,促使气体从肺内排出,这种压力足以产生人为咳嗽,把异物从气管内冲击出去。腹部冲击法用于立位或坐位而有意识的患者时,急救者站在患者身后,双臂环绕患者腰部,一手握拳,握拳的拇指侧紧抵患者腹部,位置处于剑突下脐上腹中线部位,用另一手抓紧拳头,用力快速向内、向上冲击腹部,并反复多次,直到把异物从气道内排出来。如患者出现意识丧失,也不应停下来,每次冲击要干脆、明确,争取将异物排出来。

(八)BLS 易发生的问题和并发症

1.人工呼吸的并发症

人工呼吸时,由于过度通气和过快的通气都易导致胃扩张,尤其在儿童更易发生。通过维持气道通畅、限制和调节通气容量使胸廓起伏适度,就可最大限度地降低胃扩张的发生率。在呼气和吸气过程中,如能确保气道通畅,也可进一步减轻胃扩张。如出现胃内容物反流,应将患者侧位安置,清除口内反流物后再使患者平卧,继续 CPR。

2.胸外按压的并发症

在成人患者,即使胸外按压动作得当,也可能造成肋骨骨折,但婴儿和儿童却很少发生肋骨骨折。胸外按压的其他合并症包括胸骨骨折、肋骨从胸骨分离、气胸、血胸、肺挫伤、肝脾撕裂伤和脂肪栓塞。按压过程中,手的位置要正确,用力要均匀有力,虽然有时可避免一些合并症,但不能完全避免合并症的发生。

三、除颤及其方法

(一)电除颤

1.早期电除颤

(1)引起心搏骤停最常见的致命心律失常是心室颤动,在发生心搏骤停的患者中约 80% 为心室颤动。

（2）心室颤动最有效的治疗是电除颤。

（3）除颤成功的可能性随着时间的流逝而减少或消失,除颤每延迟1分钟成功率将下降7%～10%。

（4）心室颤动可能在数分钟内转为心搏停止。因此,尽早快速除颤是生存链中最关键的一环。

2.除颤波形和能量水平

除颤器释放的能量应是能够终止心室颤动的最低能量,能量和电流过低无法终止心律失常,过高则会导致心肌损害。目前自动体外除颤仪(AEDs)包括两类除颤波形:单相波和双相波,不同的波形对能量的要求有所不同。单相波电除颤:电击能量360 J;双相波电除颤:电击能量150 J。对儿童患者,建议首次电击使用2 J/kg电能,此电能对单相或双相除颤器均适用;若有些第二次及再次双相电击,则建议使用相同或较大电能2～4 J/kg。

指南建议当急救人员没有目击院外心搏骤停,则在检查心电图并试图除颤前应先进行5个循环约2分钟的CPR(30∶2)。

（二）自动体外除颤(AED)

由于医院使用的除颤设备难以满足现场急救的要求,20世纪80年代后期出现自动体外心脏除颤仪,为早期除颤提供了有利条件,AED使复苏成功率提高了2～3倍,对可能发生心室颤动危险的危重患者实行AED的监测,有助于及早除颤复律。

自动体外电除颤仪包括:自动心脏节律分析和电击咨询系统,后者可建议实施电击,而由操作者按下"SHOCK"按钮,即可行电除颤。全自动体外除颤不需要按"SHOCK"按钮。AED只适用于无反应、无呼吸和无循环体征的患者。对于无循环体征的患者,无论是室上性心动过速(室上速)、室性心动过速(室速)还是心室颤动都有除颤指征。

（三）胸前叩击

胸前叩击可使室速转为窦律,其有效性报道在11%～25%。极少数心室颤动可能被胸前重叩终止。由于胸前叩击简便快速,在发现患者心脏停搏、无脉搏,且无法获得除颤器进行除颤时可考虑使用。

第二节　成人高级心血管生命支持

高级心血管生命支持(advanced cardiovascular life support,ACLS)影响生存链的多个关键环节,包括预防心搏骤停、治疗心搏骤停和改善心搏骤停后自主循环恢复(ROSC)患者预后的措施。旨在预防心搏骤停的 ACLS 措施包括气道管理、通气支持以及治疗缓慢型心律失常和快速型心律失常。治疗心搏骤停时,ACLS 措施建立在 BLS 的基础之上,包括立即识别和启动急救反应系统、早期 CPR、快速电除颤和药物治疗以进一步提高 ROSC 的可能、高级气道管理和生理参数监测。ROSC 后,用综合的心搏骤停后治疗可改善存活率和神经功能预后。

一、气道管理的辅助措施和通气

CPR 期间通气的目的是维持充足的氧合和充分排出 CO_2。但是,研究还没确定心搏骤停复苏期间所需要的最佳潮气量、呼吸频率和吸氧浓度。对持续较长的室颤性心搏骤停和所有表现其他心律的患者,通气和胸外按压同等重要。因为 CPR 期间全身和肺灌注都明显下降,用比正常低得多的分钟通气量可维持正常的通气-血流比。在有高级气道的 CPR 期间,需要更低的呼吸频率以避免过度通气。

(一)CPR 期间通气和氧疗

CPR 期间,输送到心脏和大脑的氧主要受低血流状态的限制。因此,在目击的室颤性心搏骤停复苏的初始几分钟期间,人工呼吸可能不如胸外按压重要,由于胸外按压中断和正压通气伴随的胸膜腔内压增加而降低 CPR 效果。因此,在目击的心搏骤停的初始几分钟期间,单人抢救者不应因通气而中断胸外按压。VF 性心搏骤停建立高级气道时不应延误初始的 CPR 和对室颤性心搏骤停的电除颤。

1.CPR 期间氧疗

在人或动物研究中,成人 CPR 期间最佳的吸氧浓度还没有确定。另外,100%的吸氧浓度是否有益还不清楚。虽然长时间 100%吸氧有潜在的毒性,但是没有足够证据显示在成人短时间 CPR 期间会出现毒性。CPR 期间经验性使用 100%的吸氧浓度可尽量优化动脉血氧含量,相应增加氧输送;因此,心搏骤停复苏期间,可使用100%的吸氧浓度。

2.CPR 期间被动氧气输送

正压通气已成为 CPR 的主要内容,但因为有可能增加胸膜腔内压降低静脉回心血量而影响循环,最近正进行详细验证。在院外环境下,在 CPR 初始的 6分钟期间,EMS 人员用面罩经过通畅的气道被动输送氧气是整合的治疗措施中的部分内容,这种方案改善了存活率。而在医师实施连续的 CPR 期间,用有孔的气管导管被动输送氧气与标准的 CPR 比较,在氧合、ROSC 或入院存活率都无差异,因为胸外按压使气体从胸内排出而氧因胸廓的回弹而被动吸入肺。心搏骤停期间通气需求比正常时低,在心搏骤停发作后有通畅的上呼吸道时,由被动输送的氧供可能足够应用几分钟。

(二)高级气道

CPR 期间,可以用球囊-面罩或球囊-高级气道(如气管插管或声门上气道)通气。没有足够的证据确定心搏骤停复苏期间放置高级气道与其他治疗措施的最佳时机。在登记的 25 006 例院内心搏骤停研究中,更早时间(<5 分钟)建立侵入性气道与改善 ROSC 无关,但与改善 24 小时存活率有关。在城市院外环境下,在 12 分钟内完成气管插管者比在≥13 分钟完成者有更好的存活率。

在城市和乡村院外,复苏期间插管的患者比未插管的患者有更好的存活率;然而在院内,CPR 期间需要插管的患者存活率更差。一项最近的研究发现,在目击的室颤/无脉室速成人患者院外心搏骤停后,延迟的气管插管、被动氧气输送和最少中断的胸外按压三者联合使用与神经功能正常的存活率增加有关。如果放置高级气道会中断胸外按压,抢救人员可能要考虑延迟插入气道,直到患者对初始的 CPR 和除颤无反应或出现 ROSC。对有灌注的心律需要插管的患者,放置气道时应持续监测脉搏血氧饱和度和心电图。为提供所需的氧合及通气,必要时应暂时中断插管。

一旦高级气道建立完成,抢救者应立即全面评估以确保导管在合适的位置。这种评估不需要中断胸外按压。物理检查评估包括:观察两侧胸廓起伏情况,在上腹部听诊和两侧肺野听诊。还应使用仪器确认正确位置。除临床评估外,推荐采用持续 CO_2 波形图监测作为确认和监测气管导管正确位置的最可靠方法。在现场、转运车上、到达医院时和转运患者后,抢救人员应观察通气时持续的 CO_2 波形图以确认和监测气管插管的位置,以减低未能识别导管误放或移位的风险。

一旦高级气道建立,两位抢救者不再需要交替 CPR,除非按压不中断时通气不足。按压者应按至少 100 次/分的速率持续胸外按压,不因通气中断按压。通气者应每 6~8 秒给予一次通气(8~10 次/分)。抢救人员应避免通气次数过多,因为这会降低 CPR 期间静脉回流和心排血量。两位抢救人员应每约 2 分钟交换按压者与通气者角色,以防按压者疲劳和按压质量和速率下降。当有多人抢救时,应大约每 2 分钟更换胸外按压者。

1.气管插管

气管插管曾经作为心搏骤停期间气道管理的最佳方法。但是,不熟练的人员插管会导致并发症,如气道创伤。插管时间过长或误插或移位会导致低氧血症。没有前瞻性随机临床试验直接比较成年心搏骤停患者球囊-面罩通气和气管插管通气的效果。一项院外短时转运的 EMS 系统的前瞻性随机对照试验表明,在儿童气管插管与球囊面罩通气相比没有更高的存活率优势。

气管插管保证了气道专用、可以吸除气道内分泌物、可以输入高浓度的氧气、可作为一些药物的备用给药途径、便于调节潮气量,可以使用气囊保护防止误吸。紧急气管插管的指征:①急救人员对无意识的患者不能用球囊和面罩提供充足的通气;②没有气道保护反射。回顾性研究中,气管插管有 6%~25% 未识别的导管误插或移位。这可能反映出部分插管人员初始培训不足或经验不够,或由于移动患者时原正确放置的插管移位所致。导管误插、移位或阻塞的风险高,尤其移动患者时。因此,即使看到气管导管通过声带,并通过正压通气时胸廓扩张和听诊证实管子在位,抢救者仍应该使用 CO_2 波形图、$ETCO_2$ 或食管探测仪(EDD)进一步证实。气管插管后或移动过患者后,插管者应立即用临床评估和确认仪器证实导管位置。但是,还没有单独的确认技术完全可靠。除临床评估外,建议持续 CO_2 波形图作为确认和监测气管导管正确位置的最可靠方法。如果没有 CO_2 波形图,除临床评估外,EDD 或无波形图的 $ETCO_2$ 监测也可使用。

2.应用仪器确认导管位置

气管插管后整个复苏期间,抢救人员应经常使用临床评估和仪器确认气管导管的位置。2 项心搏骤停患者的研究显示,用于识别心搏骤停患者气管导管的正确位置时,CO_2 波形图的敏感性和特异性都为 100%。然而另 3 项研究显示,用于长时间复苏和转运患者时,CO_2 波形图敏感性为 64% 和特异性为 100%,所有确认仪器应考虑结合其他确认技术。

(1)呼气 CO_2 探测仪检测呼气 CO_2 是确认气管内插管位置的几种独立方法之一。用 CO_2 波形图确认心搏骤停患者气管插管位置的研究显示,识别气管导管正确位置的敏感性和特异性都为100%。因此除临床评估外,持续CO_2波形图可以作为确认和监测气管插管正确位置的最可靠方法。考虑到比色计和非波形图的呼气CO_2检测仪使用简单,当没有CO_2波形图时,除临床评估外,可用这些方法作为确认心搏骤停患者导管正确位置的初始检测方法。但是,比色计呼气CO_2检测仪和非波形图$ETCO_2$参数测定的研究显示,这些仪器的准确性没有超越确认心搏骤停患者气管插管位置的临床评估。

(2)食管探测仪(esophageal detector device,EDD):食管探测仪由一个压扁并连接在气管导管的球囊构成。如果导管在食管内(EDD显示阳性结果),EDD的吸力将使食管腔塌陷或吸引食管组织堵住导管远端,此球不再扩大。EDD也可由连接到气管导管的注射器构成;抢救人员抽吸注射器内芯时,如果导管在食管内,不可能用注射器拉动内芯,抽吸空气。但是,注射器抽吸EDD和自动膨胀球囊EDD的研究表明,这些仪器的准确性不优于确认心搏骤停患者气管插管位置的临床评估。由于EDD使用简单,当没有CO_2波形图时,除临床评估外,可用这些方法作为确认心搏骤停患者导管正确位置的初始检测方法。在病态肥胖、怀孕晚期、哮喘症状发作时或气管内分泌物很多时,EDD会产生误导,因为这时,气管腔可能塌陷变窄。没有证据表明使用EDD能准确持续监测气管导管位置。

(3)胸壁电阻:经胸壁电阻很小,但吸气期间比呼气期间明显增高,因为空气导电性低。初步研究显示,用标准除颤电极贴测量的胸壁电阻的变化可以鉴别气管和食管插管。有2个6例患者的报道显示,气管导管插入食管后通气所致胸壁电阻的变化消失。很少有证据支持CPR期间使用胸壁电阻判断通气是否足够。在没有进一步研究确认其有效性和准确性之前,治疗决定不应只取决于胸壁电阻值。

(三)高级气道建立后的通气

除了呼吸频率外,CPR期间监测通气参数(如分钟通气量、峰压)是否影响预后还不清楚。但是,正压通气增加胸膜腔内压,可降低静脉回流和心排血量,尤其在低血容量和气道阻塞疾病的患者。高呼吸频率(>25次/分)通气在心搏骤停复苏期间常见。在动物模型,更慢的呼吸频率(6~12次/分)与改善血流动力学参数和短期存活率有关。因为心搏骤停期间心排血量比正常时低,所以通气的需求也降低。高级气道建立后,通气者应每6~8秒给予一次通气(8~10次/分),不需暂停胸外按压(除非按压不中断时通气不足)。CPR期间监测呼吸频率并实时反馈可促使更好地遵守通气指南。

二、心搏骤停基于心律的处理

(一)室颤/无脉室速(VF/无脉VT)的药物治疗

当至少 1 次除颤和 2 分钟 CPR 后 VF/无脉 VT 仍持续时,可给予血管加压药,其主要目的是增加 CPR 期间心肌血流和恢复自主循环。CPR 期间静脉注射(IV)/骨内注射(IO)的血管加压药的峰效应延迟至少 1～2 分钟。在 2 分钟的持续 CPR 期间给予血管加压药的最佳时机仍未确定。如果除颤不能产生灌注心律,那么除颤后马上给予血管加压药会最大程度优化下次除颤前增加心肌血流的潜在效果。但是,如果除颤产生灌注心律,接着的 2 分钟 CPR 期间(检查心律前),任何时候推注血管加压药理论上会对心血管的稳定性产生不利的作用。这种情况可用下列生理参数监测来探测胸外按压期间有无 ROSC 而避免,如定量的 CO_2 波形图、动脉内血压监测和持续中心静脉血氧饱和度监测。但是,电击后给予血管加压药之前,为检查心律和脉搏额外增加一次停顿,会减少关键的电击后阶段的心肌灌注和降低 ROSC 的可能性。

心搏骤停期间药物治疗的主要目的是促进有灌注的自主心律的恢复和维持。为了这个目标,CPR 期间的 ACLS 药物治疗常与提高自主循环恢复率和入院存活率有关,但不增加有良好神经预后的长期存活率。在处理成人院外心搏骤停期间,有研究把患者随机分为静脉给药组和无静脉给药组。研究表明,在治疗组有更高的自主循环恢复率,但出院存活率和神经功能良好的存活率无统计学差异,这项研究未能有力检测到在长期预后上有临床意义的重要差异。另一项非随机试验的证据发现,在之前已经用快速电除颤优化 BLS 系统基础上增加 ACLS 的措施包括静脉给予药物,可以提高自主循环的恢复率和入院存活率,但出院存活率没有统计学差异。优化了高质量的 CPR 和心搏骤停后治疗的发展,是否能使因应用 ACLS 药物后自主循环恢复率的增加转变成长期存活率的增加仍有待确定。

1.血管加压药

到目前为止,没有对照试验表明,在处理 VF、无脉 VT、无脉性电活动或心室停搏者的任何时间,使用任何血管加压药能增加神经功能正常的出院存活率。但有证据表明,使用血管加压药与提高自主循环恢复率有关。

(1)肾上腺素:盐酸肾上腺素对心搏骤停患者产生有益的作用,主要因为其激动 α 肾上腺素能受体(即收缩血管)特性。肾上腺素的 α 肾上腺素能效应能提高 CPR 期间的冠脉灌注压和脑灌注压。其 β 肾上腺素能效应尚存争议,因为它可能增加心肌做功和减少心内膜下心肌的灌注。没有充分比较肾上腺素和安慰剂在院外心搏骤停治疗和预后作用的随机对照试验。有回顾性研究比较了持续性心室颤动和无脉性电活动/心室停搏用和不用肾上腺素的作用,发现用肾上腺素改善自主循环恢复率但存活率无差异。荟萃分析发现,与标准剂量相比,高剂量肾上腺素提高自主循环恢复率,但没有增加患者存活率的益处。在成人心搏骤停期间,可考虑每3~5分钟使用1 mg肾上腺素 IV/IO。高剂量可用于特殊情况,如β受体阻滞剂或钙通道阻滞药过量。如果有血流动力学监测如动脉松弛"舒张"压或冠脉灌注压指导,也可以考虑更高剂量。如果 IV/IO 通道延误或无法建立,肾上腺素可气管内给药,每次 2~2.5 mg。

(2)血管升压素:血管升压素是非肾上腺素能外周血管收缩药,也能引起冠脉和肾血管收缩。有随机对照试验和荟萃分析证明,作为心搏骤停的一线血管加压药,血管升压素(40 U)与肾上腺素(1 mg)相比在预后(ROSC、出院存活率或神经预后)上无差异。心搏骤停时,联合使用肾上腺素和血管升压素与单独使用肾上腺素相比,在预后(ROSC、出院存活率或神经预后)上无差异。心搏骤停期间重复使用血管升压素与肾上腺素重复使用相比,没有增加出院存活率。因为治疗心搏骤停时,血管升压素与肾上腺素效果没有差异,所以可用血管升压素40 U替代第一或第二次的肾上腺素。

(3)其他血管加压药:与肾上腺素相比,没有证实有存活率益处其他备选的血管加压药(去甲肾上腺素、去氧肾上腺素)。

2.抗心律失常药

没有证据证明,人类心搏骤停期间常规使用抗心律失常药能增加出院存活率。但是,与安慰剂或利多卡因相比,胺碘酮能增加短期入院存活率。

(1)胺碘酮:静脉胺碘酮影响钠、钾、钙离子通道,并有阻断 α 和 β 肾上腺素能特性,可以考虑用于对除颤、CPR 和血管加压药无反应的 VF 或无脉 VT 患者的治疗。在院外难治性 VF/无脉 VT 成年患者的随机双盲对照试验中,与安慰剂或利多卡因 1.5 mg/kg 相比,急救医师给予胺碘酮(300 mg 或 5 mg/kg)提高了入院存活率。另有研究对 VF 或血流动力学不稳的 VT 患者或动物给予胺碘酮时,对终止心律失常有同样的改善。

胺碘酮静脉剂型的血流动力学不良反应是由于扩张血管活性的溶剂所致。当给没有这些溶剂的药时,胺碘酮与利多卡因相比未引起更多的低血压。无血管活性溶剂的静脉剂型的胺碘酮已批准在美国使用。胺碘酮可以考虑用于对 CPR、除颤和血管升压素治疗无反应的 VF 或无脉 VT。首剂为 300 mg IV/IO,

可接着用 150 mg IV/IO。

（2）利多卡因：有回顾性的研究证明，院外心室颤动型心搏骤停的入院率增加与使用利多卡因有关。但没有足够的证据推荐利多卡因使用于难治性室速/心室颤动的患者。利多卡因是长期使用和广为熟知的一种抗心律失常药，与其他可能使用的抗心律失常药相比，即刻的不良反应更少。然而，利多卡因对心搏骤停没有证实的短期或长期效果。但如果没有胺碘酮，可考虑利多卡因，初始剂量为 1～1.5 mg/kg IV。如果 VF/无脉 VT 持续，每隔 5～10 分钟后可再用 0.5～0.75 mg/kg IV，直到最大量为 3 mg/kg。

（3）硫酸镁：两个观察性的研究表明，静脉注射硫酸镁能有助于终止尖端扭转（TDP）。硫酸镁对治疗正常 QT 间期的不规则/多形性 VT 患者无效。有多种硫酸镁的剂量在临床使用，最佳的剂量方案仍未确定。当 VF/无脉 VT 型心搏骤停与 TDP 相关时，抢救者可以给予硫酸镁 1～2 g，用 5％ GS 10 mL 稀释 IV/IO。3 个随机对照试验发现，在院前、ICU 和急诊科的心室颤动型心搏骤停患者中，与安慰剂相比，使用镁在各组都没有明显益处。因此，不推荐在心搏骤停中常规使用硫酸镁，除非出现 TDP。

（二）无脉性电活动/心室停搏的药物治疗

可给予血管加压药，其主要目的是增加 CPR 期间心肌和脑血流和恢复自主循环。有证据显示，PEA/心室停搏期间常规使用阿托品不太可能有治疗益处。因此，已从心搏骤停流程删除了阿托品。

三、心肺复苏期间的监测

（一）机械参数

一些技术可以改善 CPR 质量，这些技术帮助抢救人员遵守推荐的 CPR 参数，如胸外按压的速率和深度和通气的频率。最简单的方法是听觉和视觉节拍器，用于指导抢救人员执行推荐的胸外按压或通气的速率。实际上，更先进的仪器监测胸外按压的速率、深度、回弹的程度和实际中断的时间，并提供了视觉和听觉反馈。记录后，这个信息也能在复苏结束后有效反馈给整个抢救团队。

（二）生理参数

心搏骤停是最危急的情况，通常通过心律评估进行监测，使用心电图和脉搏检查作为唯一的生理参数以指导治疗。动物和人的研究表明，$PETCO_2$、冠脉灌注压（CPP）和中心静脉血氧饱和度（$ScvO_2$）监测提供了关于患者情况和治疗反应的有价值的信息。$PETCO_2$、CPP 和 $ScvO_2$ 与 CPR 期间心排血量和心肌血流灌注有关,自主循环恢复时这些参数的最低阈值已有报道。这些参数的骤然升高是自主循环恢复的敏感标志,可在不中断胸外按压时监测。虽然没有临床研究验证根据这些生理参数而调整复苏是否可以改善预后,但是,心搏骤停期间可以考虑用这些参数来使胸外按压和指导血管加压药治疗。

1.脉搏

临床医师经常在胸外按压期间触摸动脉脉搏以评估胸外按压的有效性。然而没有研究显示 CPR 进行期间脉搏检查的有效性和临床实用性。因为下腔静脉没有瓣膜,倒流进入静脉的血流可产生股静脉搏动。因此,股三角区触到脉搏也可以是静脉而不是动脉血流。CPR 期间颈动脉搏动也不表示 CPR 期间心肌或脑灌注有效。胸外按压暂停时触到脉搏是自主循环恢复的可靠标志,但可能不如其他生理参数敏感。医护人员也可能会花太长时间检查脉搏,而且很难确定有没有脉搏。但是也没有证据表明,检查循环时检查呼吸、咳嗽、运动会比脉搏好。因为要尽量减少胸外按压的延误,所以医护人员检查脉搏应不超过10秒,如果 10 秒内不能触及脉搏,应开始胸外按压。

2.呼气末 CO_2($ETCO_2$)

$ETCO_2$ 是呼气末期呼气中 CO_2 的浓度。通常($PETCO_2$)用 mmHg 表示。因为 CO_2 是大气空气的微量气体,所以用 CO_2 波形图测到的呼气中的 CO_2 产生于体内,经循环血液运送到肺。正常情况下,$PETCO_2$ 范围在 $4.7\sim5.3$ kPa($35\sim40$ mmHg)。心搏骤停未治疗期间,体内持续产生 CO_2,但没有 CO_2 运送到肺。在这些情况下连续通气时 $PETCO_2$ 接近为 0。随着 CPR 的开始,心排血量是 CO_2 运送到肺的主要决定因素。如果通气相对稳定,$PETCO_2$ 与 CPR 期间心排血量有很好相关性。CPR 期间 $PETCO_2$ 与心排血量的相互关系能因给予静脉碳酸氢钠而暂时改变。这可以解释为,碳酸氢钠转变为水和 CO_2,导致运送到肺的 CO_2 暂时增加。因此,给予碳酸氢钠治疗后 $PETCO_2$ 可以暂时升高,不应误解为 CPR 质量的改善或 ROSC 的指征。动物和人研究也显示,CPR 期间 $PETCO_2$ 与 CPP 和脑灌注压相关。CPR 期间 $PETCO_2$ 与 CPP 的相互关系在给予血管升压素治疗后能暂时改变,特别是高剂量时(即肾上腺素 >1 mg)。血管升压素导致后负荷增加,它能增加 CPR 期间的血压和心肌血流,但也降低心排血量。因此,血管升压素治疗后可以出现 $PETCO_2$ 轻度降低,但不应误解为 CPR 质量的下降。

气管插管的患者 CPR 期间,$PETCO_2$ 值持续降低[<1.3 kPa(10 mmHg)]

提示不可能有 ROSC。没有用于建立了声门上气道或球囊-面罩通气的患者 CPR 期间类似的定量监测 $PETCO_2$ 的资料。一项关于 CPR 期间非气管插管的患者用比色计法测定 $ETCO_2$ 的研究发现,$PETCO_2$ 值降低不是 ROSC 失败的可靠的预测指标。球囊-面罩通气或声门上气道通气期间的漏气可以导致 $PETCO_2$ 值降低。虽然气管插管的患者 $PETCO_2$ 值 <1.3 kPa(10 mmHg)表示心排血量不足以获得 ROSC,但是,最大优化 ROSC 可能的 $PETCO_2$ 具体的目标值还没有确定。监测 CPR 期间 $PETCO_2$ 的趋势,有指导个人优化胸外按压的深度和速率以及检测胸外按压者有无疲劳的潜力。CPR 期间 $PETCO_2$ 突然持续的升高是 ROSC 的标志。因此,在气管插管的患者,可考虑用定量的 CO_2 波形图监测 CPR 质量、优化胸外按压和检测胸外按压期间或心律检查显示为规则心律时有无 ROSC。如果 $PETCO_2<1.3$ kPa(10 mmHg),可以考虑通过优化胸外按压的参数以提高 CPR 的质量。如果 $PETCO_2$ 突然升高到正常值[$4.7\sim5.3$ kPa(35~40 mmHg)],可以认为这是 ROSC 的标志。在无气管插管的患者,用定量的 CO_2 波形图监测和优化 CPR 质量和检测有无 ROSC 的意义未确定。

3.冠脉灌注压(CPP)和动脉舒张压

CPR 期间冠脉灌注压(CPP=主动脉舒张压-右心房舒张压)与心肌血流和 ROSC 相关。CPR 期间舒张压是胸外按压放松期间压力波形的波谷,与心脏跳动时的舒张压类似。动物实验中 CPP 增加与 24 小时存活率增加相关,在肾上腺素、血管升压素和血管紧张素 II 动物研究中,CPP 增加与心肌血流和 ROSC 增加相关。在人的试验中,除非 CPR 期间 CPP ≥2.0 kPa(15 mmHg),否则不会出现 ROSC。但是,CPR 期间监测 CPP 很少在临床可以使用,因为测量和计算需要同时记录主动脉和中心静脉压。

CPR 期间 CPP 的合适的替代指标是动脉舒张压,能用桡动脉、肱动脉或股动脉导管测量。

有研究报道确定有 ROSC 的 CPP 的低限为 CPP ≥2.0 kPa(15 mmHg),如果 CPR 期间主动脉舒张压不超过 2.3 kPa(17 mmHg),则不能恢复自主循环。最大优化自主循环恢复可能的动脉舒张压的具体目标值虽然还没有确定但还是可以考虑用动脉舒张压来监测 CPR 质量、优化胸外按压和指导血管加压药治疗。如果动脉舒张压 <2.7 kPa(20 mmHg),可以考虑通过优化胸外按压参数和(或)给予血管加压药来设法改善 CPR 质量。动脉压监测也能用于胸外按压期间或心律检查显示为规则心律时检测有无 ROSC。

4.中心静脉血氧饱和度

当氧消耗、动脉血氧饱和度（SaO_2）和血红蛋白稳定不变时，中心静脉血氧饱和度（$ScvO_2$）的变化反映了由于心排血量改变所致的氧供的变化。用放置于上腔静脉的中心静脉导管末端的血氧仪可持续测量 $ScvO_2$。$ScvO_2$ 的正常范围为 $60\%\sim80\%$。心搏骤停和 CPR 期间，此值范围为 $25\%\sim35\%$，表示 CPR 期间产生的血流不足。临床研究中，CPR 期间 $ScvO_2$ 不能达到 30% 与 ROSC 失败有关。$ScvO_2$ 也帮助抢救者在检查心律和脉搏时不中断胸外按压的情况下迅速检测有无 ROSC。持续 $ScvO_2$ 监测是 CPR 期间心排血量和氧供的潜在有效的指标。因此，如果心搏骤停前已放置了（导管），可以考虑用 $ScvO_2$ 持续测量来监测 CPR 质量、优化胸外按压和检测胸外按压期间或心律检查显示为规则心律时有无 ROSC。如果 $ScvO_2<30\%$，可以考虑通过优化胸外按压参数设法提高 CPR 质量。

5.脉搏血氧测定

心搏骤停期间，脉搏血氧测定通常不能提供可靠的信号，因为在外周组织搏动的血流不充足。但是，脉搏血氧测定上有体积波形对检测 ROSC 可能有作用，脉搏血氧测定对保证 ROSC 后合适的氧合有益处。

6.动脉血气分析

CPR 期间动脉血气监测不是反映组织缺氧、高碳酸血症和 CPR 期间通气充足性以及组织酸中毒严重程度的可靠标志。CPR 期间常规动脉血气分析的意义不确定。

四、心搏骤停期间药物的给药途径

（一）建立静脉/骨通道的时机

心搏骤停期间，高质量 CPR 和快速除颤最为重要，用药其次。确定的心室颤动或无脉室速开始 CPR 和除颤后，抢救人员可以建立静脉或骨内通道。这应在不中断胸外按压时执行。心搏骤停期间，静脉/骨通道的主要目的是给予药物治疗。临床研究报道的数据表明，给予抗心律失常药每延迟一分钟，存活率会恶化。但是，这个结果可能因伴随其他 ACLS 措施开始的延迟而产生偏倚。在一项研究中，首次除颤到给予抗心律失常药的时间间隔是存活的重要预测因子。一项动物研究报道，延迟给予血管加压药时冠脉灌注压会更低。在猪心搏骤停的回顾性分析中，给予药物治疗的时间也是自主循环恢复的预测因子。因此，尽管药物治疗的时间看起来有意义，但没有足够的证据确定心搏骤停期间给予药物的确切时间参数或准确地给药顺序。

(二)外周静脉给药

如果从外周静脉给予复苏药物,应静脉推注负荷剂量给药,然后静脉推注20 mL 液体有利于药物从外周运送到中心循环。给药期间和给药后,暂时抬高肢体远端,理论上也有增加重力促进药物到中心循环的益处,但没有系统研究过。

(三)骨通道给药

骨内中空的管腔提供了进入静脉丛的通路,能使进入的药物与外周静脉给药的剂量相似。儿童和成人的前瞻性试验和其他研究表明骨内通道能有效建立,用于液体复苏、给予药物、实验室检查时血标本的采集安全有效,而且对各年龄组均可行。然而,其中很多研究是在人类正常灌注状态、低血容量性休克或心搏骤停的动物模型上进行的,尽管所有 ACLS 药物可以在临床经骨通道给予且无不良反应,但关于临床心搏骤停时进行 CPR 期间这种给药的功效和有效性的资料很少。如果静脉通道未准备好,抢救人员可以考虑建立骨通道。

(四)中心静脉给药

心搏骤停期间,受过适当培训的人员可以考虑放置中心通道(颈内静脉或锁骨下静脉)。中心通道的主要优点是,与外周静脉给药相比,血药峰浓度更高,药物循环时间更短。而且,延伸到上腔静脉的中心通道可用于 CPR 期间监测 $ScvO_2$ 和估计 CPP,两者都可预测 ROSC。缺点是,中心静脉通道建立会中断 CPR。

(五)气管导管内给药

儿童、成人和动物研究表明,利多卡因、肾上腺素、阿托品、纳洛酮和血管升压素可经气管给药后吸收,但没有关于气管内给予胺碘酮的资料。复苏药物气管给药的血药浓度低于同样剂量的血管内给药。最近的动物试验研究表明,气管内给药导致的低浓度的肾上腺素可能产生一过性的 β 肾上腺素能效应,导致血管扩张。这种作用可能有害,能引起低血压、低冠脉灌注压,降低自主循环恢复(ROSC)的可能。因此,尽管某些复苏药可以气管内给药,但还是首选静脉给药或骨通道给药,因为这样可提供可预测的药物浓度和药理学效应。一项关于成人院前心搏骤停的研究中,阿托品和肾上腺素静脉给药比气管内给药有更高自主循环恢复率和入院存活率。静脉给药组 5% 出院存活,而气管内给药组没有一例存活。

心搏骤停期间,如果不能建立静脉或骨通道,肾上腺素、血管升压素和利多卡因可经气管内给予。大多数药物的气管内给药的最佳剂量不清楚,但通常气管内给药量为推荐静脉给药量的2~2.5倍。动物CPR研究显示,气管内给肾上腺素平均剂量比静脉内给药剂量高3~10倍。抢救人员应该把推荐剂量用5~10 mL注射用水或生理盐水稀释后直接注射到气管导管内。肾上腺素和利多卡因研究表明,用注射用水稀释比生理盐水稀释更易吸收。

五、心搏骤停期间不推荐常规使用的措施

(一)阿托品

硫酸阿托品能阻断胆碱能介导的心率和房室结传导的降低。没有前瞻性对照临床研究检验阿托品用于心室停搏型或PEA型心搏骤停的效果。没有证据表明心动过缓或心室停搏型心搏骤停期间阿托品有不利的作用。但有证据表明,PEA或心室停搏期间常规使用阿托品不太可能有治疗益处。因此,已从心搏骤停流程删除了阿托品。

(二)碳酸氢钠

心搏骤停和复苏期间组织酸中毒和由此产生的酸血症,是因为心脏停搏期间血流中断和CPR期间低血流所产生。这个过程受心搏骤停的时间、血流水平、CPR期间动脉血氧含量影响。用适当的有氧通气恢复氧含量、用高质量的胸外按压维持组织灌注和心排血量,然后尽快恢复自主循环,是恢复心搏骤停期间酸碱平衡的主要方法。有研究表明,ROSC率、入院存活率和出院存活率增加与使用碳酸氢钠有关。但是,大多数研究显示没有益处或与不良预后有关。很少资料支持在心搏骤停期间使用缓冲液(碱)治疗。没有证据表明碳酸氢钠增加VF性心搏骤停动物除颤成功率和存活率。在心搏骤停期间,有很多不良反应与使用碳酸氢钠有关。碳酸氢钠通过降低全身血管阻力降低CPP;可引起细胞外碱中毒,使血红蛋白氧离曲线左移,抑制氧释放;可产生高钠血症,并由此引起高渗血症;产生过多的CO_2,后者自由扩散入心肌和脑细胞,并引起细胞内酸中毒;这会加重中心静脉的酸中毒,同时抑制儿茶酚胺的活性。在一些特殊复苏情况,如原本就有代谢性酸中毒、高钾血症、三环类抗抑郁药过量,碳酸氢盐可能有益。因此对心搏骤停患者,不推荐常规使用碳酸氢钠。特殊情况下使用碳酸氢钠时,常规起始剂量为1 mEq/kg。只要有可能,碳酸氢钠应有碳酸氢根浓度或血气分析和实验室检查提供的碱缺失来指导治疗。为尽可能降低医源性碱中毒的风险,抢救人员不应完全纠正计算的碱缺失。其他不产CO_2的碱如Carbicarb、

THAM、Tribonat 能最大降低碳酸氢钠的不良反应,包括产生 CO_2、高渗血症、高碳酸血症、低血糖、细胞内酸中毒、心肌细胞酸中毒和"治疗过量"的碱血症。但临床经验很有限,并缺乏预后研究。

(三)钙剂

心搏骤停期间钙的研究对 ROSC 有不同的结果,没有研究发现对院内、外存活率有益处。因此在院内、外心搏骤停时,不推荐常规使用钙剂。

(四)静脉补液

没有研究直接比较 CPR 期间常规静脉补液与没有补液治疗的预后。多数人和动物 CPR 期间补液的研究没有对照组,有动物研究显示,CPR 期间常温输液导致 CPP 下降。除常温输液外,高渗和冷冻液体已在动物和小样本人类研究中显示没有存活益处。如果心搏骤停与大量血容量丢失有关,应怀疑低血容量性心搏骤停。这些患者在 PEA 前有循环休克征象。这种情况下应迅速恢复血容量。

(五)起搏

电起搏对心搏骤停通常无效,没有研究观察到起搏对心搏骤停存活的益处。现有的证据表明,不论起搏的时机、心搏骤停发生的场合或 SCA 的原发心律(心室停搏、PEA),心搏骤停时经皮、经静脉或经心肌方式的起搏均不改善自主循环恢复的可能或存活预后。因此心搏骤停时不推荐常规使用电起搏。

(六)心前区叩击

心搏骤停时心前区拳击复律的潜在实用性还未经研究。电生理检查期间出现血流动力学不稳定的室性快速性心律失常时,给予心前区拳击复律的初始处理在终止室性快速性心律失常时似乎安全但很少有效。在院外心搏骤停患者的前瞻性观察性研究中,对反应者目击的心室停搏型心搏骤停患者立即心前区拳击复律与 ROSC 有关。当给予室颤/室速或 PEA 型心搏骤停时无效,但不会产生明显的害处。有 3 个案例研究中,心室颤动或无脉室速被心前区拳击复律转复为灌注心律。相反,其他案例研究发现心律恶化,如室速加快、室速变成心室颤动或拳击复律后出现房室传导阻滞或心室停搏。如果没有除颤器可立即准备使用,心前区拳击复律可考虑用于终止有监护的不稳定的室性快速性心律失常,但不应延误 CPR 和除颤。没有足够的证据对目击的心室停搏发作推荐或反对使用心前区拳击复律,也没有足够的证据在心搏骤停的常规复苏期间推荐叩击起搏。

第三节 心搏骤停后的管理

现在越来越多的人认为,自主循环恢复后,系统性的心搏骤停后管理能改善存活患者的生命质量。心搏骤停后的管理对减少早期由于血流动力学不稳定导致的死亡,以及晚期多脏器衰竭及脑损伤的发病率及病死率有显著的意义。

一、心搏骤停后管理的目的

(一)心搏骤停后管理的最初目的

(1)优化心肺功能及生命器官的灌注。

(2)院外心搏骤停后,转运患者到适当的医院进行综合性的心搏骤停后的系统性管理,包括:急诊冠脉介入治疗、神经系统管理、目标性的危重症管理,及亚低温治疗。

(3)转运院内心搏骤停的患者到合适的重症监护室以对患者进行综合性的心搏骤停后管理。

(4)努力鉴别及治疗导致心搏骤停的直接病因及预防骤停再发。

(二)心搏骤停后管理的后续目的

(1)控制体温以使存活及神经系统恢复达到最优。

(2)识别及治疗急性冠脉综合征(ACS)。

(3)优化机械通气以使肺损伤最小化。

(4)减少多器官损伤的危险及在需要时支持器官功能。

(5)客观评价恢复的预后。

(6)当有需要时帮助存活患者进行康复。

二、系统性管理以改善心搏骤停后的结局

心搏骤停后的管理是高级生命支持中的关键性部分。大多数的死亡发生在心搏骤停后的第一个 24 小时内。心搏骤停后多器官受累,成功的心搏骤停管理有益于这些患者的积极治疗。血压恢复及气体交换并不能确保存活及功能恢复。明显的心血管功能障碍会继续进展,从而需要血流及通气的支持,包括应用扩容,血管收缩药物,及有创性装置。亚低温疗法及对心搏骤停原因的治疗影响

了存活率及神经学预后。血流动力学最优化及多学科的早期目标处理方案已经被整合在一起,从而成为改善生存率的一个整体措施,而不再是某些独立的手段。根据现有资料建议在心搏骤停后,要进行积极地调整干预以使血流动力学指标达到预期的脏器灌注及氧合水平,才能改善预后。要达到这些目标还有其他很多复杂特殊的要求。对于心搏骤停后患者的治疗要综合运用广泛的、结构化的、多学科系统的措施进行管理。结构化的方案包括有几个部分:亚低温治疗,血流动力学及气体交换的最优化,当有指征需要恢复冠脉血流时采用 PCI 立即进行冠脉灌注,血糖控制,神经学诊断、管理及预测。

三、心搏骤停后管理概述

CPR 操作者要确保正确的开放气道及在 ROSC 后立即进行呼吸支持。无意识的患者通常都需要建立高级气道以进行机械通气呼吸支持。如果患者可耐受应抬高床头 30°,可减少脑水肿、误吸及呼吸机相关肺炎的发生。正确放置高级气道,尤其在患者转运的过程中,可以使用 CO_2 波形装置监测。患者氧合的情况要用脉搏血氧测定计持续监测。虽然在复苏的开始阶段会使用纯氧,但施救者要逐步调整吸氧浓度到最低的水平,以使动脉血氧饱和度≥94%,要避免氧中毒的可能。现在大家都有共识的是在院外心搏骤停后至转运到急诊科期间,或在院内骤停转运至重症监护病房(ICU)期间,不需要立即调整吸氧浓度。患者通常在心搏骤停后发生过度通气,要尽力避免这种情况,因其会对血流动力学效应有不利的影响。过度通气增加了胸膜腔内压及使心排血量降低,过度通气导致的 PaO_2 降低也会直接使脑血流减少。可以在开始时给予 10~12 次/分的通气,然后逐渐调整频率直至 $PETCO_2$ 达到 4.7~5.3 kPa(35~40 mmHg)或 $PaCO_2$ 达到 5.3~6.0 kPa(40~45 mmHg)。临床医师要评估生命体征及监护心律失常的再发。在 ROSC 后,转运期间,及整个 ICU 住院期间都要进行连续心电图监护直至患者稳定。在确定静脉内导管的位置及功能无误后就要进行静脉注射。要迅速置入静脉通道以置换在复苏期间建立的骨内通道。如果患者有低血压[收缩压<12.0 kPa(90 mmHg)],就要考虑进行液体推注。在要进行亚低温疗法时可以使用冰冻液体。可以使用血管活性药物如:多巴胺、去甲肾上腺素、肾上腺素等,并逐步调整使最低收缩压≥12.0 kPa(90 mmHg)或平均动脉压≥8.7 kPa(65 mmHg)。大脑损伤及心血管功能不稳定是决定心搏骤停后存活率的主要因素。因为亚低温疗法是经过证实的,唯一能改善神经系统恢复的措施,因此应该对所有 ROSC 后还不能对医师指令有反应的患者使用。

四、定向体温管理-人工低温

为保护大脑及其他脏器,亚低温对那些ROSC后仍然昏迷的患者是一种有帮助的治疗方法。问题仍然是应用的指征及应用的群体,时间及治疗持续时间,诱导方法,维持及低温以后的复温。有研究报道,当院外室颤心搏骤停昏迷患者,在ROSC后几分钟至几小时开始把体温降至32～34℃持续12或24小时,能提高神经学未受损存活出院率。还有研究也显示对于室颤心搏骤停的昏迷存活者进行亚低温治疗能改善神经学预后。没有随机对照研究对比非室颤性骤停患者的亚低温与正常体温之间预后的区别。然而,多个历史对照研究组报告,对于院外发生心律失常相关的心搏骤停存活昏迷者,使用亚低温疗法对预后有益。但也有历史对照研究报告亚低温仅对于室颤性心搏骤停神经学预后较好,但对其他心律失常相关心搏骤停的预后并没有差异。已经有报道在ROSC后,在发生心源性休克时使用亚低温疗法及亚低温疗法联合紧急PCI,都是可行的。还有报道在AMI患者ROSC后成功应用了溶栓疗法,但还缺乏关于溶栓与亚低温之间相互作用的资料。

心搏骤停后要在什么时间开始亚低温还不完全清楚。心搏骤停的动物模型研究显示ROSC后10～20分钟内达到短期(≤1小时)的亚低温能产生有益的效应,而这个效应在亚低温延迟实施时就会消失。两个临床试验,在2小时内或在8小时内达到亚低温,两者都表明在ROSC后,应用亚低温治疗比正常体温治疗有较好的预后。一个登记病例数是986名心搏骤停后昏迷患者的研究认为,致冷的起始时间及达到目标体温所需的时间与改善神经学预后并不相关。一个病例数为49例的心搏骤停后昏迷患者研究显示,在院外心搏骤停后血管内降温,到达目标体温的时间并不是神经学预后的独立预测因子。

人工低温的最佳持续时间是至少12小时并可能>24小时。院外出现室颤患者的研究显示亚低温要维持12或24小时。大多数的成人患者亚低温病例报告都是24小时。成人长时间致冷效果的预后还没有研究,但对于新生儿使用超过72小时的亚低温是安全的。

虽然有多种方法可以诱导亚低温,但还没有证明哪一种方法最好。反馈-控制血管内导管致冷及体表降温装置都有效。其他的技术(如冰毯及应用大量冰袋)都易做而且有效,但可能需要更多的人力护理及更密切的监护。输注等渗冰冻液体可以启动中心降温,但必须要与继续维持亚低温的措施联合使用。虽然理论上会担心快速输注液体可能会有不利的心肺影响,如肺水肿,但研究显示,用冰冻液体降温是安全的。有研究显示,ROSC后常常发生氧合恶化,这和输注冰冻液体没有明显关系。

临床医师要使用食管体温计持续监测患者的中心体温,无尿患者要放置膀胱导管。腋窝及口腔温度对测量中心体温的改变都不适合,尤其是亚低温疗法启动降温期间,而真正的鼓膜温度计很少能买到且常常并不可靠。无尿患者的膀胱温度及直肠温度与大脑或中心温度都不同。一些潜在的并发症和降温相关,包括凝血异常、心律失常、高血糖,尤其是在无意中低于目标温度时发生。对于亚低温疗法的患者,肺炎及脓毒症的可能性也会增加。虽然这些并发症在公布的临床试验中组间并没有显著的差异,但在实际临床工作中感染是最常见的,延长亚低温时间会降低免疫功能。亚低温会降低凝血功能,因此,在降温前都要先控制好所有的活动性出血。

概括来说,对于昏迷的成人院外室颤性心搏骤停 ROSC 患者应该降温到32～34 ℃并持续 12～24 小时。对于任何心律失常所致的成人院内心搏骤停,或具有以下心律失常之一:无脉性电活动或心脏停搏所致的成人院外心搏骤停ROSC后昏迷的患者,也要考虑人工低温。

第三章

心血管疾病介入治疗

第一节　冠心病的介入治疗

　　心血管疾病介入治疗是指以应用导管为基础的治疗心血管疾病的方法,是在应用导管诊断心脏疾病的基础上发展起来的。1941 年Cournand 和 Ranges 首先报告右心导管的应用。在 20 世纪 50 年代末和 60 年代,Sones 和 Judkins 等发展了心脏导管技术,进行选择性冠状动脉造影。1964 年 Dotter 和 Judkins 采用"经皮血管成形术",治疗周围血管的粥样硬化性狭窄。1977 年 Gruentzig 在苏黎世首次成功地进行了经皮冠状动脉球囊成形术(PTCA)。从此经皮冠状动脉球囊成形术逐渐得到广泛的应用,新技术、新器械不断出现,包括冠状动脉内支架植入术、经管腔吸出的斑块切割术、定向冠状动脉斑块切除术、冠状动脉斑块旋磨术、激光冠状动脉成形术、超声冠状动脉斑块消融术、血管内放射治疗(以下简称放疗)和药物包被支架等。介入治疗已经成为冠心病的主要治疗方法之一。经皮球囊瓣膜成形术、心律失常的导管消融治疗、经静脉人工心脏起搏术、先天性心血管疾病的介入治疗、周围血管病的介入治疗等也得到了迅速发展。它们的治疗效果可与外科手术媲美,而对患者的创伤小,容易接受。介入性心脏病学成为 20 世纪末医学领域发展最快的学科。

一、冠状动脉造影

　　将特制的心导管经股动脉、肱动脉或桡动脉逆行送至主动脉根部左右冠状动脉的开口,注入造影剂连续摄片记录、动态回放、可清晰显示左右冠状动脉及其主要分支血管,是一种客观评价冠状动脉病变的微创检查手段,对于判断病变的部位、狭窄程度等特点准确可靠,国内 1973 年开展首例选择性冠状动脉造影检查。一般认为管腔直径减少 70% 以上会严重影响冠状动脉血供,50%～70%

也有一定的临床意义。目前冠状动脉造影的适应证主要包括 3 个方面。①用于诊断目的：如不典型胸痛的鉴别，中老年不明原因心脏扩大、心律失常、心力衰竭的病因诊断等，原发性心搏骤停经心肺复苏存活者为排除冠心病；②用于治疗目的：如临床已确诊冠心病的患者，药物治疗效果不好欲行冠状动脉介入治疗或外科搭桥手术者；③用于评价目的：如介入治疗或搭桥术后的随访、了解急性心肌梗死溶栓后的冠状动脉再通情况、心脏移植术后冠状动脉血流情况等。

经常以 TIMI 血流分级法作为判断冠状动脉血流的标准。①0 级：无血流灌注，闭塞血管远端无血流；②Ⅰ级：造影剂部分通过，冠状动脉狭窄远端不能完全充盈；③Ⅱ级：冠状动脉狭窄远端可完全充盈，但显影慢，造影剂消除也慢；④Ⅲ级：冠状动脉远端造影剂完全而且迅速充盈和消除，同正常冠状动脉血流。

二、冠状动脉血管内超声检查

常规的冠状动脉造影检查仅能了解血管的狭窄程度及血流的情况，而不能准确判断粥样硬化斑块的性质或支架植入后的贴壁情况等。冠状动脉血管内超声检查是将特制的超声探头导管送至冠状动脉病变处，根据局部超声显像的特点了解病变的性质，如斑块的破裂、出血、局部的血栓形成及支架的膨胀、贴壁情况等。与冠状动脉造影相比较能更全面、客观地反映冠状动脉病变的特点。

三、冠心病的介入治疗

1977 年 Gruentzig 首次成功地进行了经皮冠状动脉成形术（PTCA），开创了冠心病介入治疗的先河。此后冠心病介入治疗的新技术、新器械不断问世，目前主要包括冠状动脉球囊成形术、冠状动脉内支架植入术、定向冠状动脉斑块旋切术、冠状动脉斑块旋磨术、激光冠状动脉成形术、超声冠状动脉斑块消融术、血管内放疗等。其中冠状动脉内支架植入术，尤其是药物涂层支架的应用，使得再狭窄率显著降低、介入治疗安全性大大提高，是冠心病介入治疗的重大飞跃。

（一）经皮腔内冠状动脉球囊成形术

经皮冠状动脉球囊成形术是将特制的球囊导管通过外周动脉送至冠状动脉的狭窄处，然后扩张球囊使狭窄的管腔扩大、血流通畅。目前由于冠状动脉支架的广泛应用，单纯接受 PTCA 的患者已大大减少，但 PTCA 是所有冠心病介入治疗技术的基础。

（1）操作过程：先行冠状动脉造影检查，确定需要干预的病变部位；然后送指引导管到该冠状动脉开口，沿指引导管导入 PTCA 专用导丝至该冠状动脉远端，这是整个手术成功的关键；再沿导丝将适宜大小的球囊送至狭窄病灶处扩张,首次扩张时球囊扩张速度宜慢,压力不宜过高,以减轻对血管壁的损伤,再次扩张可施以较大的压力,每次扩张时间持续数秒到数分钟。单纯球囊扩张治疗一般选用球囊直径为"正常"参考血管直径的1～1.1倍,植入支架前预扩张时通常选用较参考血管管径大0.5 mm的球囊。球囊扩张术后理想的即刻效果为:无明显血管夹层及(或)局部血栓形成;残余狭窄＜50％,最好＜30％。

(2)适应证和禁忌证。适应证:有明确的临床缺血症状和(或)缺血证据,冠状动脉狭窄程度＞70％。禁忌证:严重左主干病变、多支广泛性弥散性病变、合并严重的左心功能不全、＜50％的狭窄、严重的肾功能不全、凝血功能障碍,所在医院无正规心外科建制等。对于分叉病变、严重钙化病变、严重偏心病变、慢性闭塞病变、血栓性病变、长病变、极度弯曲或成角病变需谨慎从事。

(3)术前术后处理:术前常规做血小板计数、出凝血时间、凝血酶原时间、肝肾功能、电解质等;口服抗血小板制剂如阿司匹林、氯吡格雷及他汀类调脂药物;术后坚持长期服用阿司匹林及他汀类调脂药物,并严格控制冠心病相关危险因素,如果高血压、高血糖、不良生活习惯等,以减少再狭窄的发生。

(二)冠状动脉内支架植入术

单纯PTCA技术存在着急性血管夹层、闭塞、再狭窄率高等缺陷而难以广泛推广,而冠状动脉内支架植入术在一定程度上克服了以上弊端。其原理是将支架预装于球囊表面,在支架球囊被送至病变处后,扩张球囊使支架充分展开并紧贴于血管内膜,然后将球囊抽负压回撤,支架留于病变处保证血流通畅。

(1)操作过程:冠状动脉支架按释放方式分为自膨胀式支架(亦称自扩支架)和球囊扩张支架两大类,前者已较少使用;同时根据是否包被药物分为药物涂层支架及金属裸支架。手术过程与PTCA基本相似,多数患者先行球囊预扩张狭窄部位,然后将支架送到预定的位置高压充盈球囊以充分扩张支架,维持高压5～20秒,然后负压退出球囊导管,支架留在病变处。

(2)适应证:早期支架植入仅用于球囊成形术后血管的急性闭塞、内膜撕裂、再狭窄病变及其他介入治疗后残余狭窄严重的患者。近年来,支架已经成为绝大多数常规病变的主要治疗方法,相比较于单纯PTCA明显降低再狭窄率、改善预后。特别是药物洗脱支架的应用,以前被列为绝对禁忌证的病变如左冠状动脉主干狭窄也可以用支架进行治疗。

(3)术前术后处理:与PTCA基本相同。但术后支架内血栓形成近年引起了高度的重视,根据发生时间的不同分为:①急性支架内血栓,发生于术后24小时内;②亚急性支架内血栓,发生于术后24小时～30天;③晚期支架内血栓,发生于术后 30 天～1 年内;④极晚期支架内血栓,发生于术后 1 年以上。一旦支架内血栓形成往往会带来严重的后果,因此,术后除阿司匹林每天 100 mg 长期口服外,应用金属裸支架者加用氯吡格雷 75 mg,每天 1 次,至少 1～3 个月;应用药物洗脱支架者,氯吡格雷至少应用 9～12 个月,高危支架内血栓形成患者服用氯吡格雷的时间可进一步延长。

(三)冠状动脉内粥样斑块切除术

现已有 3 种不同的器材批准用于临床,用以清除冠状动脉粥样硬化斑块。起初希望能防治再狭窄,但目前都已证实这些方法的再狭窄率不低于单纯球囊扩张术。因此,这些方法主要推荐用于特殊类型的冠状动脉病变的治疗。

(1)定向冠状动脉粥样斑块切除术:定向冠状动脉粥样斑块切割导管的远端有一金属圆柱,其中装有一个同轴旋转的杯状刀片。金属圆柱的一侧有一 9 mm 长的开窗,与开窗相对的圆柱壁外侧有一偏心球囊,导管顶端有一圆锥状头部,可作为切除斑块的采集室。当导管到达病变处,将偏心球囊用低压充气(1～2 个大气压),使粥样斑块嵌入槽内,高速旋转刀刃切割斑块。适用于偏心型病变、开口病变、再狭窄以及伴有管腔内血栓形成的病变。

(2)经管腔吸出的斑块切割法:经管腔吸出的斑块切割导管的设计是既能切割斑块,又能吸出碎屑,主要用于治疗弥散性退行性变的大隐静脉移植血管和含有血栓的冠状动脉。导管可弯曲、中心有空腔,远端装有两块刀片,呈圆锥状。插入冠状动脉后,顶端的刀片以 750 转/分的速度旋转,管腔与外面负压连接,刀片旋切下的斑块碎屑通过管腔被吸入负压瓶。

(3)斑块旋磨术:斑块旋磨导管前端有一可高速旋转的磨头,导管尾端与驱动器相连,磨头上覆有 10～40 μm 的金刚石削片,以 17 万～20 万转/分的速度旋转,将动脉管腔内的粥样斑块研碎,使管壁“磨光”。磨头在通过粥样斑块时,斑块生成 10～12 μm 直径的碎屑,被血流带走。本法特别适用于高度钙化的、无弹性的、不宜扩张的偏心性和弥散性病变。

(4)其他斑块消除术:包括冠状动脉内粥样斑块激光消融术、射频消融术、超声消融术。激光经导管引入冠状动脉,可使粥样斑块迅速气化而消除,目前认为以准分子激光最好;射频电流引入导管顶端的金属帽,产生高热,也可使粥样斑块迅速气化;最近有报告经导管引入高强度、低频率超声波,可将粥样斑块击碎,其碎片极细不妨碍血流,达到冠状动脉再通的目的。

(四)冠脉内血栓抽吸术＋远端保护装置

这是近两年来主要针对急性冠脉综合征患者的冠脉内含有大量血栓或静脉

移植血管病变的有效治疗方法,血栓抽吸术是在 PTCA 的基础上,利用负压抽吸原理使血栓通过抽吸导管抽吸到血管外;远端保护装置是通过在目标血管远端放置一个球囊或伞状物,以防止介入操作过程中小的血栓或斑块脱落至血管远端导致栓塞。

虽然冠心病的介入治疗技术在近 20 余年内快速地发展,它仍有一些并发症需要得到重视,如死亡、急性心肌梗死、需要急诊冠状动脉旁路移植术(CABG)、脑卒中、穿刺部位血管并发症、造影剂肾病等,这要求临床医师在决定给患者行冠脉介入治疗前做好术前准备,如患者术前的血、尿常规,肝肾功能,电解质,超声心动图检查患者心脏结构和功能等。术前患者在没有禁忌证的情况下,常规服用阿司匹林、氯吡格雷等抗血小板药物,必要时同时加用低分子肝素抗凝治疗等。相信在做好以上准备后的手术的安全性更大,随着目前临床医师们经验的增加,手术小组配合默契,医疗器械的更新,这项操作措施的指征扩大,以往被视为绝对禁忌的病变(如左主干病变)在经验丰富的临床医师面前也可迎刃而解,而新型支架、基因治疗技术的出现,将进一步提高冠心病介入治疗的近期和远期效果,在治疗冠状动脉狭窄性疾病时,介入治疗技术的应用还将进一步扩大。

第二节 先天性心脏病的介入治疗

先天性心脏病(简称先心病)的介入治疗是继 PTCA,心律失常的射频消融后快速发展起来的介入治疗方法。部分病变的介入治疗可替代传统的外科开胸手术,使一些先心病的传统治疗方法发生了根本性的转变。

一、动脉导管未闭封堵术

1967 年 Porstmann 等人首先报道了经心导管送入泡沫塑料塞子堵塞动脉导管未闭(PDA),以后先后试用了 Rashkind 双面伞、Sideris 纽扣式补片和弹簧圈堵塞未闭的动脉导管。由于上述封堵材料适应范围小,且术后残余分流率较高,并可导致严重的溶血,以及 Sideris 补片易发生移位和折叠等并发症,未能在临床上推广。1997 年 Amplatzer 等人应用蘑菇伞样装置的封堵器治疗动脉导管未闭。封堵器由超弹性镍钛合金丝编织而成,在蘑菇伞形的支架内缝有 3 或4 层涤纶片,可通过 6F 或 7F 鞘管,经静脉系统送入动脉导管。与以往的封堵材料相比,操作简便、安全,可治疗各种类型和直径在 2~15 mm 的动脉导管未闭。由于 Amplatzer 封堵器有其独特的优点,迅速替代了以往应用的封堵材料,推动了动脉导管未闭封堵术的普及。

介入治疗是动脉导管未闭治疗的首选方法。随着介入材料和技术的发展,对合并肺动脉高压的患者,如存在左向右分流,若封堵器放置后肺动脉压力下降,患者无全身反应,也可行封堵治疗,并能获得较好的远期疗效。严重肺动脉高压,或合并某些复杂型先天性心脏病而 PDA 是其重要的生命通道时应视为禁忌证。

二、房间隔缺损封堵术

房间隔缺损的介入治疗技术发展也经历了不断改进和逐渐完善的过程,先后有多种封堵器应用于临床。在较早的临床研究中用蚌状夹式闭合器或风筝状的纽扣式补片,关闭小或中度房间隔缺损有效,但展开失败、残留房间分流、晚期栓塞性事件和器材失效等,在治疗的患者中占相当大的比例。目前仅在少数中心应用。近年来又有多种新的治疗房间隔缺损的封堵材料应用于临床。1997 年 Amplazer 发明的双盘状封堵器由超弹性镍钛合金丝编织而成,外形呈圆盘形。因有操作简便,使用安全、适应范围广和并发症少的优点而得到较广泛的应用。对中央型缺损,缺口边缘有 5 mm 的房间隔组织,边缘离冠状窦和肺静脉 5 mm 以上,房间隔缺损直径<38 mm者、外科修补术后残留缺损都可考虑应用 Amplazer 封堵器治疗。对于已有右向左分流、多发性房间隔缺损、合并其他先天性心血管畸形应视为禁忌。常见的并发症有残余分流、异位栓塞、机械性溶血等。

三、室间隔缺损(VSD)封堵术

室间隔缺损封堵术是正在研究的课题,因室间隔处的解剖部位复杂,治疗难度较大。1988 年始先后应用了 Rashkind 双面伞封堵器、Cadioseal 双面伞封堵器、Sideris 纽扣式补片以及 Amplazer 封堵器,关闭肌部 VSD 和部分膜部 VSD 获得成功。这项工作在国内也已开展,因肌部室缺病例较少,膜部室缺封堵的并发症较多,故临床上治疗成功的病例较少。

四、治疗先心病的其他经皮介入性方法

肺动脉狭窄或发育不全采用介入治疗,气囊扩张的成功率为 $50\% \sim 60\%$。治疗失败的主要原因是气囊扩张后血管弹性回缩。现正在探索可用气囊扩张的

血管内支架,至今,少数患者的即刻和短期治疗效果是可喜的。今后必须评价成长的儿童经支架植入后的远期治疗效果和治疗策略。目前采用气囊成形术和支架术治疗主动脉缩窄、静脉阻塞和 Fontan 分流狭窄的例数较少。用带球囊的导管在心房间隔上造成缺损或使原有的缺损扩大,增加心脏左右两侧的沟通是治疗完全性大血管错位等先心病较好的姑息性疗法。

第三节　心脏瓣膜病的介入治疗

一、经皮球囊二尖瓣成形术

经皮球囊二尖瓣成形术(percutaneous balloon mitral valvuloplasty,PBMV)是治疗风湿性单纯二尖瓣狭窄的首选手术治疗方法,1984 年由 Kanji Inoue 率先应用于临床,1985 年我国开展此项技术。其原理是向球囊内快速加压充液(生理盐水和造影剂各半的混合液体)充盈球囊,利用球囊的机械膨胀力使二尖瓣粘连交界处撕裂,并压碎瓣叶内小的结节状钙化灶,从而使二尖瓣口面积增大。随着瓣口面积的增加,血流动力学发生改变,跨瓣压差、左心房压及肺动脉压均下降,心排血量增加从而改善临床症状和心功能。相比较于传统的外科二尖瓣闭式分离术、直视分离手术、瓣膜置换手术等方法具有创伤小、成功率高,可重复施行、疗效肯定等优势,手术病死率<0.5%,近期与远期(5 年)效果与外科闭式分离术相似,基本可取代后者。

(一)操作过程

手术方法包括 Inoue 单球囊法二尖瓣成形术、双球囊二尖瓣成形术、经股动脉逆行球囊二尖瓣成形术等,成年患者主要采用 Inoue 单球囊法,步骤如下:①穿刺股静脉,建立操作通路;②在 X 线透视指导下行房间隔穿刺,这是手术的关键步骤;③扩张股静脉和房间隔穿刺孔;④选择合适的 Inoue 球囊导管(大小根据身高确定)沿特制的左心房导丝送至正好跨越二尖瓣的位置;⑤采用逐步递增法扩张二尖瓣至满意效果;⑥术中监测二尖瓣跨瓣压差及心脏杂音的变化,并作为判断手术即刻成功的指标。

(二)术前术后处理和常见并发症

术前可用经食管超声探查是否有左心房血栓,对于合并心房颤动的患者应在术前充分华法林抗凝治疗 3～4 周，并要求凝血酶原时间国际标准化比值（INR）控制在 2.0～3.0，术后若心房颤动不能纠正，应持续抗凝。PBMV 并发症的发生率约为 12％，主要包括：①心脏穿孔，一旦发生应严密观察病情，并行心脏超声检查，如有明显心包填塞，立即心包穿刺引流，并做好心外科手术的准备；②二尖瓣反流，轻度者可观察，严重二尖瓣反流需及时行瓣膜置换术；③血栓栓塞，常见原因为左心房附壁血栓脱落，因此术前超声探查血栓非常重要，房颤患者需严格抗凝治疗。

二、经皮球囊肺动脉瓣成形术

1982 年 Kan 首先应用经皮球囊肺动脉瓣成形术治疗肺动脉瓣狭窄，1985 年开始在我国应用。其原理与 PBMV 基本相同，传送球囊扩张导管至肺动脉瓣狭窄处，然后加压扩张引起狭窄瓣膜撕裂，从而解除肺动脉瓣狭窄。该方法具有不需开胸、创伤小、相对安全、效果明确等优点，已成为替代外科开胸手术的首选方法。

（一）操作过程

（1）经皮穿刺股静脉建立操作通路。

（2）进行右心导管检查确认肺动脉瓣狭窄的程度及类型。

（3）选择比瓣环直径大 20％～40％的球囊扩张导管，沿导引钢丝送至肺动脉瓣口，使球囊中部恰好跨在肺动脉瓣口处。

（4）向球囊内注入生理盐水等倍稀释的造影剂，加压直至球囊被狭窄瓣口压迫形成的"腰状切迹"消失，回抽造影剂，撤出球囊。

（5）重复右心导管检查，测定右心室压力、肺动脉压力、肺动脉瓣跨瓣压差，判断手术的即刻效果。

（二）术前术后处理和并发症

术前需完善心电图、X 线胸片和超声心动图。术后复查心电图、X 线胸片和超声心动图。并发症主要发生在球囊充盈的瞬间，由于右心室流出道的完全阻塞，引起血压下降和心率缓慢，抽出球囊内造影剂即可缓解；部分患者术后合并肺动脉瓣反流。

三、经皮主动脉瓣介入治疗

经皮主动脉瓣介入治疗包括经皮球囊主动脉瓣成形术（percutaneou balloon aortic valvuloplasty，PBAV）和经皮主动脉瓣置换术（transcatheter aortic valve implantation,TAVI)。

(一)经皮球囊主动脉瓣成形术

Lababidi 等首先报告应用 PBAV 成功治疗先天性主动脉瓣狭窄,1987 年国内开展了此项技术。其原理是经股动脉逆行或股静脉穿房间隔将适宜大小的球囊导管送至主动脉瓣,然后用生理盐水等倍稀释的造影剂加压扩张球囊,裂解钙化结节,解除瓣叶粘连和分离融合交界处,从而减轻狭窄。

1.操作过程

主动脉瓣球囊成形术可采用正向或逆向途径。正向途径是经股静脉,穿刺心房间隔,进入左心系统;逆向途径则经股动脉,逆行进入左心系统,然后将导引钢丝越过主动脉瓣,沿导引钢丝送入球囊导管至主动脉瓣处进行扩张,球囊的直径为 15~23 mm,可根据超声心动图或 X 线造影测定选择,或者采用逐步增大的球囊。向球囊内注入生理盐水等倍稀释的造影剂直至完全扩张。如果球囊扩张后效果仍不够理想(主动脉瓣瓣口面积<0.5 cm^2),可采用双球囊导管。手术成功的即刻标准为:①跨主动脉瓣压差下降 50% 以上;②主动脉瓣口面积增加 25% 以上。

2.术前术后处理和并发症

围术期处理同一般的左右心导管检查。PBAV 的并发症发生率较高,约 40%。常见的急性并发症有主动脉瓣反流、瓣叶撕脱、主动脉破裂、心室穿孔、体循环栓塞或卒中、各种类型的心律失常以及大口径的导管和鞘管损伤周围血管,文献报道总的病死率在 4% 左右,因此 PBAV 有一定的危险性,需要熟练的个人技术、术中准确的判断、及时处理可能发生的危急状态。有资料统计,在成功的 PBAV 术后 6 个月内,半数以上患者症状复发,1 年内大多数患者症状复发。

(二)经皮主动脉瓣置换术

开胸主动脉瓣置换术风险大,经皮球囊主动脉瓣成形术只能暂时缓解症状,复发率高。鉴于此,2002 年 Cribier 等完成了首例 PAVR,成功植入了一枚经球囊支架释放的牛心包主动脉瓣膜,2010 年国内首例 PAVR 术成功,是目前介入治疗心脏瓣膜病的一个突破和热点。

1.操作过程

(1)经股静脉顺行路径:股静脉-右心房-房间隔-左心房-二尖瓣-左心室流出道至升主动脉,建立从静脉至动脉的钢丝轨道,沿轨道钢丝送入支架瓣膜系统。主要优点:避免大直径鞘管对动脉系统的损伤,定位准确。主要缺点:需穿刺房间隔,有引起心包填塞可能,扩张穿刺孔较大,术后可遗留房间隔缺损。

(2)经股动脉逆行途径:股动脉-髂动脉-降主动脉-主动脉弓-升主动脉-主动脉瓣-左心室。固定钢丝于左心室内,手术途径与操作方法与经皮主动脉瓣狭窄球囊扩张相似。主要优点:相比于经静脉途径操作相对简单,避免了二尖瓣损伤。主要缺点:需通过股动脉、髂动脉,要求股动脉内径 9 mm 以上,能通过 22~24F 鞘管,直径小、狭窄或动脉硬化的动脉难以推送大体积支架,易对股、髂动脉造成损伤,需跨越主动脉弓以及狭窄的主动脉瓣,导管操作难度大,瓣膜移位可能性大。

(3)非体外循环直接径路瓣膜置换,为避免损伤外周血管,减少栓塞、斑块破裂、支架移位、瓣周反流等不良事件的发生率,有研究者设计了小切口或内镜下经心尖穿刺经导管支架瓣膜置换的方法。

2.并发症及问题与展望

(1)与支架瓣膜相关的并发症:支架瓣膜脱落、瓣周漏、冠状动脉口堵塞。

(2)介入操作并发症:二尖瓣损伤、动脉损伤、脑卒中等,局部穿刺部位的出血、穿孔、血肿,鞘管在动脉内的迂回穿梭可能造成血管破裂、夹层、假性血管瘤等。

经皮主动脉瓣置换术已从单纯的实验研究发展到实验研究和小规模临床研究并行的阶段。但是还有很多问题需要解决,如经皮主动脉瓣置换的材料、器材及手术操作方法仍需改进,病理状态下主动脉瓣环及周围结构的解剖改变也需要更准确的研究,此外,还缺乏规范化的临床试验和中长期随访研究结果。

第四章

心 力 衰 竭

第一节　急性心力衰竭

一、急性左心功能衰竭

急性心力衰竭(AHF)是临床医师面临的最常见的心脏急症之一。许多国家随着人口老龄化及急性心肌梗死患者存活率的升高,慢性心力衰竭患者的数量快速增长,同时也增加了心功能失代偿的患者的数量。急性心力衰竭60%～70%是由冠心病所致,尤其是在老年人。在年轻患者,急性心力衰竭的原因更多见于扩张型心肌病、心律失常、先天性或瓣膜性心脏病、心肌炎等。

急性心力衰竭患者预后不良。急性心肌梗死伴有严重心力衰竭患者病死率非常高,12个月的病死率30%。据报道:急性肺水肿院内病死率为12%,1年病死率40%。

2008年欧洲心脏病学会更新了急性和慢性心力衰竭指南。2010年中华医学会心血管病分会公布了我国急性心力衰竭诊断和治疗指南。

(一)急性心力衰竭的临床表现

急性心力衰竭是指由于心脏功能异常而出现的急性临床发作。无论既往有无心脏病病史,均可发生。心功能异常可以是收缩功能异常,亦可为舒张功能异常,还可以是心律失常或心脏前负荷和后负荷失调。它通常是致命的,需要紧急治疗。

急性心力衰竭可以在既往没有心功能异常者首次发病,也可以是慢性心力衰竭(CHF)的急性失代偿。

1.基础心血管疾病的病史和表现

大多数患者有各种心脏病的病史,存在引起急性心力衰竭的各种病因。老年人中的主要病因为冠心病、高血压和老年性退行性心瓣膜病,而在年轻人中多由风湿性心瓣膜病、扩张型心肌病、急性重症心肌炎等所致。

2.诱发因素

(1)慢性心力衰竭药物治疗缺乏依从性。

(2)心脏容量超负荷。

(3)严重感染,尤其肺炎和败血症。

(4)严重颅脑损害或剧烈的精神心理紧张与波动。

(5)大手术后。

(6)肾功能减退。

(7)急性心律失常如室性心动过速(室速)、心室颤动(室颤)、心房颤动(房颤)或心房扑动(房扑)伴快速心室率、室上性心动过速以及严重的心动过缓等。

(8)支气管哮喘发作。

(9)肺栓塞。

(10)高心排血量综合征,如甲状腺功能亢进危象、严重贫血等。

(11)应用负性肌力药物如维拉帕米、地尔硫䓬、β受体阻滞剂等。

(12)应用非类固醇类抗炎药。

(13)心肌缺血。

(14)老年急性舒张功能减退。

(15)吸毒。

(16)酗酒。

(17)嗜铬细胞瘤。

这些诱因使心功能原来尚可代偿的患者骤发心力衰竭(简称心衰),或者使已有心衰的患者病情加重。

3.早期表现

原来心功能正常的患者出现急性失代偿的心衰(首发或慢性心力衰竭急性失代偿)伴有急性心力衰竭的症状和体征,出现原因不明的疲乏或运动耐力明显降低以及心率增加15~20次/分,可能是左心功能降低的最早期征兆。继续发展可出现劳力性呼吸困难、夜间阵发性呼吸困难、睡觉需用枕头抬高头部等,检查可发现左心室增大、闻及舒张早期或中期奔马律、肺动脉第二音亢进、两肺尤其肺底部有细湿啰音,还可有干啰音和哮鸣音,提示已有左心功能障碍。

4.急性肺水肿

起病急骤,病情可迅速发展至危重状态。突发的严重呼吸困难、端坐呼吸、喘息不止、烦躁不安并有恐惧感,呼吸频率可达 30～50 次/分;频繁咳嗽并咯出大量粉红色泡沫样血痰;听诊心率快,心尖部常可闻及奔马律;双肺满布湿啰音和哮鸣音。

5.心源性休克

心源性休克主要表现为以下几方面。

(1)持续低血压,收缩压降至 12.0 kPa(90 mmHg)以下,或原有高血压的患者收缩压降幅≥8.0 kPa(60 mmHg),且持续 30 分钟以上。

(2)组织低灌注状态,可有:①皮肤湿冷、苍白和发绀,出现紫色条纹;②心动过速>110 次/分;③尿量显著减少(<20 mL/h),甚至无尿;④意识障碍,常有烦躁不安、激动焦虑、恐惧和濒死感;收缩压低于 9.3 kPa(70 mmHg),可出现抑制症状如神志恍惚、表情淡漠、反应迟钝,逐渐发展至意识模糊甚至昏迷。

(3)血流动力学障碍:肺毛细血管楔压(PCWP)≥2.4 kPa(18 mmHg),心排血指数(CI)≤36.7 mL/(s・m²)[≤2.2 L/(min・m²)]。

(4)低氧血症和代谢性酸中毒。

(二)急性左心衰竭严重程度分级

其主要分级有 Killip 法(表 4-1)、Forrester 法(表 4-2)和临床程度分级(表 4-3)3 种。Killip 法主要用于急性心肌梗死患者,分级依据临床表现和胸部X 线的结果。

表 4-1　**急性心肌梗死的 Killip 法分级**

分级	症状与体征
Ⅰ级	无心力衰竭
Ⅱ级	有心力衰竭,两肺中下部有湿啰音,占肺野下 1/2,可闻及奔马律。X 线胸片有肺淤血
Ⅲ级	严重心力衰竭,有肺水肿,细湿啰音遍布两肺(超过肺野下 1/2)
Ⅳ级	心源性休克、低血压[收缩压<12.0 kPa(90 mmHg)]、发绀、出汗、少尿

注:1 mmHg = 0.133 kPa

表 4-2　**急性左心衰竭的 Forrester 法分级**

分级	PCWP(mmHg)	CI[mL/(s・m²)]	组织灌注状态
Ⅰ级	≤18	>36.7	无肺淤血,无组织灌注不良
Ⅱ级	>18	>36.7	有肺淤血
Ⅲ级	<18	≤36.7	无肺淤血,有组织灌注不良
Ⅳ级	>18	≤36.7	有肺淤血,有组织灌注不良

注:PCWP,肺毛细血管楔压;CI,心排血指数,其法定单位[mL/(s・m²)]与旧制单位[L/(min・m²)]的换算因数为 16.67。1 mmHg=0.133 kPa

表 4-3　急性左心衰竭的临床程度分级

分级	皮肤	肺部啰音
Ⅰ级	干、暖	无
Ⅱ级	湿、暖	有
Ⅲ级	干、冷	无/有
Ⅳ级	湿、冷	有

Forrester 分级依据临床表现和血流动力学指标,可用于急性心肌梗死后急性心力衰竭,最适用于首次发作的急性心力衰竭。

临床程度的分类法适用于心肌病患者,它主要依据临床发现,最适用于慢性失代偿性心力衰竭。

(三)急性心力衰竭的诊断

急性心力衰竭的诊断主要依据症状和临床表现,同时辅以相应的实验室检查,例如心电图、胸片、生化标志物、多普勒超声心动图等,诊断的流程见图 4-1。

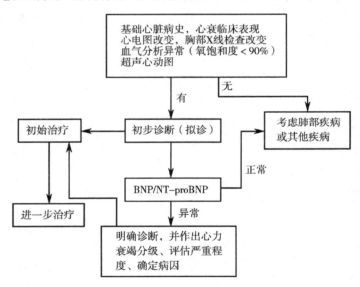

图 4-1　急性左心衰竭的诊断流程

在急性心力衰竭患者,需要系统地评估外周循环、静脉充盈、肢端体温。

在心力衰竭失代偿时,右心室充盈压通常可通过中心静脉压评估。急性心力衰竭时中心静脉压升高应谨慎分析,因为在静脉顺应性下降合并右心室顺应性下降时,即便右心室充盈压很低也会出现中心静脉压的升高。

左心室充盈压可通过肺部听诊评估,肺部存在湿啰音常提示左心室充盈压升高。进一步的确诊、严重程度的分级及随后可出现的肺淤血、胸腔积液应进行胸片检查。左心室充盈压的临床评估常被迅速变化的临床征象所误导。应进行心脏的触诊和听诊,了解有无室性和房性奔马律(S_3,S_4)。

(四)实验室检查及辅助检查

1.心电图检查

急性心力衰竭时心电图多有异常改变。心电图可以辨别节律,可以帮助确定急性心力衰竭的病因及了解心室的负荷情况。这在急性冠脉综合征中尤为重要。心电图还可了解左右心室/心房的劳损情况、有无心包炎以及既往存在的病变如左右心室的肥大。心律失常时应分析12导联心电图,同时应进行连续的心电图监测。

2.胸片及影像学检查

对于所有急性心力衰竭的患者,胸片和其他影像学检查宜尽早完成,以便及时评估已经存在的肺部和心脏病变(心脏的大小及形状)及肺淤血的程度。它不但可以用于明确诊断,还可用于了解随后的治疗效果。胸片还可用作左心衰竭的鉴别诊断,除外肺部炎症或感染性疾病。胸部CT或放射性核素扫描可用于判断肺部疾病和诊断大的肺栓塞。CT、经食管超声心动图可用于诊断主动脉夹层。

3.实验室检查

急性心力衰竭时应进行一些实验室检查。动脉血气分析可以评估氧合情况[氧分压(PaO_2)]、通气情况[CO_2分压($PaCO_2$)]、酸碱平衡(pH)和碱缺失,在所有严重急性心力衰竭患者应进行此项检查。脉搏血氧测定及潮气末CO_2测定等无创性检测方法可以替代动脉血气分析,但不适用于低心排血量及血管收缩性休克状态。静脉血氧饱和度(如颈静脉内)的测定对于评价全身的氧供需平衡很有价值。

BNP是在心室室壁张力增加和容量负荷过重时由心室释放的,现在已用于急诊室呼吸困难的患者作为排除或确立心力衰竭诊断的指标。BNP对于排除心力衰竭有着很高的阴性预测价值。如果心力衰竭的诊断已经明确,升高的血浆BNP和NT-proBNP可以预测预后。

4.超声心动图检查

超声心动图对于评价基础心脏病变及与急性心力衰竭相关的心脏结构和功能改变是极其重要的,同时对急性冠脉综合征也有重要的评估值。

多普勒超声心动图应用于评估左右心室的局部或全心功能改变、瓣膜结构和功能、心包病变、急性心肌梗死的机械性并发症和比较少见的占位性病变。通过多普勒超声心动图测定主动脉或肺动脉的血流时速曲线可以估测心排血量。多普勒超声心动图还可估计肺动脉压力(三尖瓣反流射速),同时可监测左心室前负荷。

5.其他检查

在涉及与冠状动脉相关的病变,如不稳定型心绞痛或心肌梗死时,血管造影是非常重要的,现已明确血运重建能够改善预后。

(五)急性心力衰竭患者的监护

急性心力衰竭患者应在进入急诊室后就尽快地开始监护,同时给予相应的诊断性检查以明确基础病因。

1.无创性监护

在所有的危重患者,必须监测的项目有血压、体温、心率、呼吸、心电图。有些实验室检查应重复做,例如电解质、肌酐、血糖及有关感染和代谢障碍的指标。必须纠正低钾或高钾血症。如果患者情况恶化,这些指标的监测频率也应增加。

(1)心电监测:在急性失代偿阶段心电图的监测是必需的(监测心律失常和ST段变化),尤其是心肌缺血或心律失常是导致急性心力衰竭的主要原因时。

(2)血压监测:开始治疗时维持正常的血压很重要,其后也应定时测量(例如每5分钟测量一次),直到血管活性药、利尿药、正性肌力药剂量稳定时。在并无强烈的血管收缩和不伴有极快心率时,无创性自动袖带血压测量是可靠的。

(3)血氧饱和度监测:脉搏血氧计是测量动脉氧与血红蛋白结合饱和度(SaO_2)的无创性装置。通常从联合血氧计测得的 SaO_2 的误差在 2% 之内,除非患者处于心源性休克状态。

心排血量和前负荷可应用多普勒超声的方法监测。

2.有创性监测

(1)动脉置管:置入动脉导管的指征是因血流动力学不稳定需要连续监测动脉血压或需进行多次动脉血气分析。

(2)中心静脉置管:中心静脉置管联通了中心静脉循环,所以可用于输注液体和药物,也可监测中心静脉压及静脉氧饱和度(上腔静脉或右心房处),后者用以评估氧的运输情况。在分析右心房压力时应谨慎,避免过分注重右心房压力,因为右心房压力几乎与左心房压力无关,因此也与急性心力衰竭时的左心室充盈压无关。中心静脉压也会受到重度三尖瓣关闭不全及呼气末正压通气的影响。

（3）肺动脉导管。

肺动脉导管是一种漂浮导管,用于测量上腔静脉、右心房、右心室、肺动脉压力、肺毛细血管楔压以及心排血量。现代导管能够半连续性地测量心排血量以及混合静脉血氧饱和度、右心室舒张末容积和射血分数。

虽然置入肺动脉导管用于急性左心衰竭的诊断通常不是必需的,但对于伴发有复杂心肺疾病的患者,它可以用来鉴别是心源性机制还是非心源性机制。对于二尖瓣狭窄、主动脉关闭不全、高气道压或左心室僵硬（如左心室肥厚、糖尿病、纤维化、使用正性肌力药、肥胖、缺血）的患者,肺毛细血管楔压并不能真实反映左心室舒张末压。

建议肺动脉导管用于对传统治疗未产生预期疗效的血流动力学不稳定的患者,以及合并淤血和低灌注的患者。在这些情况下,置入肺动脉导管以保证左心室最恰当的液体负荷量,并指导血管活性药物和正性肌力药的使用。

（六）急性心力衰竭的治疗

1.临床评估

对患者均应根据上述各种检查方法以及病情变化作出临床评估,包括:①基础心血管疾病;②急性心力衰竭发生的诱因;③病情的严重程度和分级,并估计预后;④治疗的效果。此种评估应多次和动态进行,以调整治疗方案。

2.治疗目标

（1）控制基础病因和矫治引起心力衰竭的诱因:应用静脉和（或）口服降压药物以控制高血压;选择有效抗生素控制感染;积极治疗各种影响血流动力学的快速性或缓慢性心律失常;应用硝酸酯类药物改善心肌缺血。糖尿病伴血糖升高者应有效控制血糖水平,又要防止出现低血糖。对血红蛋白低于 60 g/L 的严重贫血者,可输注浓缩红细胞悬液或全血。

（2）缓解各种严重症状。①低氧血症和呼吸困难:采用不同方式的吸氧,包括鼻导管吸氧、面罩吸氧以及无创或气管插管的呼吸机辅助通气治疗。②胸痛和焦虑:应用吗啡。③呼吸道痉挛:应用支气管解痉药物。④淤血症状:利尿药有助于减轻肺淤血和肺水肿,亦可缓解呼吸困难。

（3）稳定血流动力学状态,维持收缩压≥12.0 kPa（90 mmHg）,纠正和防止低血压可应用各种正性肌力药物。血压过高者的降压治疗可选择血管扩张药物。

（4）纠正水、电解质紊乱和维持酸碱平衡。

（5）保护重要脏器如肺、肾、肝和大脑,防止功能损害。

（6）降低死亡危险,改善近期和远期预后。

3.急性左心衰竭的处理

(1)急性左心衰竭的一般处理。

体位:静息时明显呼吸困难者应半卧位或端坐位,双腿下垂以减少回心血量,降低心脏前负荷。

四肢交换加压:四肢轮流绑扎止血带或血压计袖带,通常同一时间只绑扎三肢,每隔15～20分钟轮流放松一肢。血压计袖带的充气压力应较舒张压低1.3 kPa(10 mmHg),使动脉血流仍可顺利通过,而静脉血回流受阻。此法可降低前负荷,减轻肺淤血和肺水肿。

吸氧:适用于低氧血:适用于低氧血症和呼吸困难明显(尤其指端血氧饱和度<90%)的患者。应尽早采用,使患者 $SaO_2 \geqslant 95\%$。可采用不同的方式。①鼻导管吸氧:低氧流量(1～2 L/min)开始,如仅为低氧血症,动脉血气分析未见 CO_2 潴留,可采用高流量给氧6～8 L/min。酒精吸氧可使肺泡内的泡沫表面张力降低而破裂,改善肺泡的通气。方法是在氧气通过的湿化瓶中加50%～70%乙醇或有机硅消泡剂,用于肺水肿患者。②面罩吸氧:适用于伴呼吸性碱中毒患者。必要时还可采用无创性或气管插管呼吸机辅助通气治疗。

做好救治的准备工作:至少开放2条静脉通道,并保持通畅。必要时可采用深静脉穿刺置管,以随时满足用药的需要。血管活性药物一般应用微量泵泵入,以维持稳定的速度和正确的剂量。固定和维护好漂浮导管、深静脉置管、心电监护的电极和导联线、鼻导管或面罩、导尿管以及指端无创血氧仪测定电极等。保持室内适宜的温度、湿度,灯光柔和,环境幽静。

饮食:进易消化食物,避免一次大量进食,在总量控制下,可少量多餐(6～8次/天)。应用襻利尿药情况下不要过分限制钠盐摄入量,以避免低钠血症,导致低血压。利尿药应用时间较长的患者要补充多种维生素和微量元素。

出入量管理:肺淤血、体循环淤血及水肿明显者应严格限制饮水量和静脉输液速度,对无明显低血容量因素(大出血、严重脱水、大汗淋漓等)者的每天摄入液体量一般宜在1 500 mL 以内,不要超过2 000 mL。保持每天水出入量负平衡约500 mL/d,严重肺水肿者的水负平衡为1 000～2 000 mL/d,甚至可达3 000～5 000 mL/d,以减少水钠潴留和缓解症状。3～5天后,如淤血、水肿明显消退,应减少水负平衡量,逐渐过渡到出入水量大体平衡。在水负平衡下应注意防止发生低血容量、低血钾和低血钠等。

(2)药物治疗。

急性心力衰竭时吗啡及其类似物的使用:吗啡一般用于严重急性心力衰竭

的早期阶段,特别是患者不安和呼吸困难时。吗啡能够使静脉扩张,也能使动脉轻度扩张,并降低心率。应密切观察疗效和呼吸抑制的不良反应。伴明显和持续低血压、休克、意识障碍、慢性阻塞性肺疾病等患者禁忌使用。老年患者慎用或减量,亦可应用哌替啶 50～100 mg 肌内注射。

急性心力衰竭治疗中血管扩张药的使用:对大多数急性心力衰竭患者,血管扩张药常作为一线药,它可以用来开放外周循环,降低前及或后负荷。①酸酯类药物:急性心力衰竭时此类药在不减少每搏心排血量和不增加心肌氧耗情况下能减轻肺淤血,特别适用于急性冠状动脉综合征伴心力衰竭的患者。临床研究已证实,硝酸酯类静脉制剂与呋塞米合用治疗急性心力衰竭有效;应用大剂量硝酸酯类药物联合小剂量呋塞米的疗效优于单纯大剂量的利尿药。静脉应用硝酸酯类药物应十分小心滴定剂量,经常测量血压,防止血压过度下降。硝酸甘油静脉滴注起始剂量 5～10 μg/min,每 5～10 分钟递增 5～10 μg/min,最大剂量 100～200 μg/min;亦可每 10～15 分钟喷雾一次(400 μg),或舌下含服每次0.3～0.6 mg。硝酸异山梨酯静脉滴注剂量 5～10 mg/h,亦可舌下含服每次 2.5 mg。②硝普钠:适用于严重心力衰竭。临床应用宜从小剂量 10 μg/min 开始,可酌情逐渐增加剂量至 50～250 μg/min。由于其强效降压作用,应用过程中要密切监测血压,根据血压调整合适的维持剂量。长期使用时其代谢产物(硫代氰化物和氰化物)会产生毒性反应,特别是在严重肝肾衰竭的患者应避免使用。减量时,硝普钠应该缓慢减量,并加用口服血管扩张药,以避免反跳。急性心力衰竭时硝普钠的使用尚缺乏对照试验,而且在急性心肌梗死(acute myocardial infarction,AMI)时使用,病死率增高。在急性冠脉综合征所致的心力衰竭患者,因为硝普钠可引起冠脉窃血,故在此类患者中硝酸酯类的使用优于硝普钠。应用血管扩张药的注意事项。下列情况下禁用血管扩张药物:收缩压<12.0 kPa(90 mmHg),或持续低血压并伴症状尤其有肾功能不全的患者,以避免重要脏器灌注减少;严重阻塞性心瓣膜疾病患者,例如主动脉瓣狭窄、二尖瓣狭窄患者,有可能出现显著的低血压,应慎用;梗阻性肥厚型心肌病。

急性心力衰竭时 ACEI 的使用:ACEI 在急性心力衰竭中的应用仍存在诸多争议。急性心力衰竭的急性期、病情尚未稳定的患者不宜应用。急性心肌梗死后的急性心力衰竭可以试用,但须避免静脉应用,口服起始剂量宜小。在急性期病情稳定 48 小时后逐渐加量,疗程至少 6 周,不能耐受 ACEI 者可以应用 ARB。在心排血量处于边缘状况时,ACE 抑制剂应谨慎使用,因为它可以明显降低肾小球滤过率。当联合使用非类固醇类抗炎药,以及出现双侧肾动脉狭窄时,不能耐受 ACE 抑制剂的风险增加。

利尿药。①适应证：急性心力衰竭和失代偿心力衰竭的急性发作，伴有液体潴留的情况是应用利尿药的指征。利尿药缓解症状的益处及其在临床上被广泛认可，无须再进行大规模的随机临床试验来评估。②作用效应：静脉使用襻利尿药也有扩张血管效应，在使用早期(5～30 分钟)它降低肺阻抗的同时也降低右心房压和肺毛细血管楔压。如果快速静脉注射大剂量(＞1 mg/kg)时，就有反射性血管收缩的可能。它与慢性心力衰竭时使用利尿药不同，在严重失代偿性心力衰竭使用利尿药能使容量负荷恢复正常，可以在短期内减少神经内分泌系统的激活。特别是在急性冠脉综合征的患者，应使用低剂量的利尿药，最好已给予扩血管治疗。③实际应用：静脉使用襻利尿药(呋塞米、托拉塞米)，它有强效快速的利尿效果，在急性心力衰竭患者优先考虑使用。在入院以前就可安全使用，应根据利尿效果和淤血症状的缓解情况来选择剂量。开始使用负荷剂量，然后继续静脉滴注呋塞米或托拉塞米，静脉滴注比一次性静脉注射更有效。噻嗪类和螺内酯可以联合襻利尿药使用，低剂量联合使用比高剂量使用一种药更有效，而且继发反应也更少。将襻利尿药和多巴酚丁胺、多巴胺或硝酸盐联合使用也是一种治疗方法，它比仅仅增加利尿药更有效，不良反应也更少。④不良反应、药物的相互作用：虽然利尿药可安全地用于大多数患者，但它的不良反应也很常见，甚至可威胁生命。它们包括：神经内分泌系统的激活，特别是肾素-血管紧张素-醛固酮系统和交感神经系统的激活；低血钾、低血镁和低氯性碱中毒可能导致严重的心律失常；可以产生肾毒性以及加剧肾衰竭。过度利尿可过分降低静脉压、肺毛细血管楔压以及舒张期灌注，由此导致每搏输出量和心排血量下降，特别见于严重心力衰竭和以舒张功能不全为主的心力衰竭或缺血所致的右心室功能障碍。

二、急性右心功能衰竭

急性右心功能不全又称急性右心衰竭，它是由于某些原因使患者的心脏在短时间内发生急性功能障碍，同时其代偿功能不能满足实际需要而导致的以急性右心排血量减低和体循环淤血为主要表现的临床综合征。该病很少单独出现，多见于急性大面积肺栓塞、急性右心室心肌梗死等，或继发于急性左心衰竭以及慢性右心功能不全者由于各种诱因病情加重所致。因临床较为多见，若处理不及时亦可威胁生命，故需引起临床医师特别是心血管病专科医师的足够重视。

(一)病因

1.急性肺栓塞

在急性右心功能不全的病因中,急性肺栓塞占有十分重要的地位。患者由于下肢静脉曲张、长时间卧床、机体高凝状态以及手术、创伤、肿瘤甚至矛盾性栓塞等原因,使右心或周围静脉系统内栓子(矛盾性栓塞除外)脱落,回心后突然阻塞主肺动脉或左右肺动脉主干,造成肺循环阻力急剧升高,心排血量显著降低,引起右心室迅速扩张,一般认为栓塞造成肺血流减少>50%时临床上即可发生急性右心衰竭。

2.急性右心室心肌梗死

在急性心肌梗死累及右心室时,可造成右心排血量下降,右心室充盈压升高,容量负荷增大。上述变化发生迅速,右心室尚无代偿能力,易出现急性右心衰竭。

3.特发性肺动脉高压

特发性肺动脉高压的基本病变是致丛性肺动脉病,即由动脉中层肥厚、细胞性内膜增生、向心性板层性内膜纤维化、扩张性病变、类纤维素坏死和丛样病变形成等构成的疾病,迄今其病因不明。该病存在广泛的肺肌型动脉和细动脉管腔狭窄和阻塞,导致肺循环阻力明显增加,可超过正常的 12～18 倍,由于右心室后负荷增加,右心室肥厚和扩张,当心室代偿功能低下时,右心室舒张末期压和右心房压明显升高,心排血量逐渐下降,病情加重时即可出现急性右心功能不全。

4.慢性肺源性心脏病急性加重

慢性阻塞性肺疾病由于低氧性肺血管收缩、继发性红细胞增多、肺血管慢性炎症重构及血管床的破坏等原因可造成肺动脉高压,加重右心室后负荷,造成右心室肥大及扩张,形成肺源性心脏病。当存在感染、右心室容量负荷过重等诱因时,即可出现急性右心功能不全。

5.瓣膜性心脏病

肺动脉瓣狭窄等造成右心室流出道受阻的疾病可增加右心室收缩阻力;三尖瓣大量反流增加右心室前负荷并造成体循环淤血;二尖瓣或主动脉病变使肺静脉压增高,间接增加肺血管阻力,加重右心后负荷。上述原因均可导致右心功能不全,严重时出现急性右心衰竭。

6.继发于左心系统疾病

继发于左心系统疾病如冠心病急性心肌梗死、扩张型心肌病、急性心肌炎等这些疾病由于左心室收缩功能障碍,造成不同程度的肺淤血,使肺静脉压升高,晚期可引起不同程度的肺动脉高压,形成急性右心功能不全。

(二)病理生理

正常肺循环包括右心室、肺动脉、毛细血管及肺静脉,其主要功能是进行气体交换,血流动力学有以下 4 个特点:第一,压力低,肺动脉压力为正常主动脉压力的 $1/7\sim1/10$;第二,阻力小,正常人肺血管阻力为体循环阻力的 $1/5\sim1/10$;第三,流速快,肺脏接受心脏搏出的全部血液,但其流程远较体循环为短,故流速快;第四,容量大,肺血管床面积大,可容纳 900 mL 血液,约占全血量的 9%。由于肺血管有适应其生理需要的不同于体循环的自身特点,所以其血管的组织结构功能也与体循环血管不同。此外,右心室室壁较薄,心腔较小,心室顺应性良好,其解剖结构特点有利于右心室射血,适应高容量及低压力的肺循环系统,却不耐受高压力。同时右心室与左心室拥有共同的室间隔和心包,其过度扩张会改变室间隔的位置及心腔构形,影响左心室的容积和压力,从而使左心室回心血量及射血能力发生变化,因此左、右心室在功能上是相互依赖的。

当各种原因造成体循环重度淤血,右心室前/后负荷迅速增加,或原有的异常负荷在某种诱因下突然加重,以及右心室急性缺血功能障碍时,均可出现急性右心功能不全。临床常见如前负荷增加的急性水钠潴留、三尖瓣大量反流,后负荷增加的急性肺栓塞、慢性肺动脉高压急性加重,急性左心衰竭致肺循环阻力明显升高,及右心功能受损的急性右心室心肌梗死等。急性右心衰竭发生时肺毛细血管楔压和左心房压可正常或升高,多数出现右心室肥厚和扩张,当超出心室代偿功能时(右心室心肌梗死则为右心室本身功能下降),右心室舒张末期压和右心房压明显升高,表现为体循环淤血的体征,扩大的右心室还可压迫左心室造成心排血量逐渐下降,重症患者常低于正常的 50%以下,同时体循环血压下降,收缩压常降至 $12.0\sim13.3$ kPa($90\sim100$ mmHg)或更低,脉压变窄,组织灌注不良,甚至会出现周围性发绀。对于心脏移植的患者,术前均存在严重的心力衰竭,肺动脉压力可有一定程度的升高,受体心脏(尤其是右心室)已对其产生了部分代偿能力,而供体是一个完全正常的心脏,当开始工作时右心室对增加的后负荷无任何适应性,加之离体心脏的损伤,体外循环对心肌、肺血管的影响等,也可引起植入心脏不适应绝对或相对的肺动脉高压、肺血管高阻力而发生右心衰竭。

(三)临床表现

1.症状

(1)胸闷气短,活动耐量下降:可由于肺通气/血流比例失调,低氧血症造成,多见于急性肺栓塞、肺心病等。

（2）上腹部胀痛：是右心衰竭较早的症状。常伴有食欲缺乏、恶心、呕吐，此多由于肝、脾及胃肠道淤血所引起，腹痛严重时可被误诊为急腹症。

（3）周围性水肿：右心衰竭早期，由于体内先有钠、水潴留，故在水肿出现前先有体重的增加，随后可出现双下肢、会阴及腰骶部等下垂部位的凹陷性水肿，重症者可波及全身。

（4）胸腹水：急性右心衰竭时，由于静脉压的急剧升高，常出现胸腔及腹水，一般为漏出液。胸腔积液可同时见于左、右两侧胸腔，但以右侧较多，其原因不甚明了。由于壁层胸膜静脉回流至腔静脉，脏层胸膜静脉回流至肺静脉，因而胸腔积液多见于全心衰竭者。腹水大多发生于晚期，由于心源性肝硬化所致。

（5）发绀：右心衰竭者可有不同程度的发绀，最早见于指端、口唇和耳郭，较左心衰竭者为明显。其原因除血液中血红蛋白在肺部氧合不全外，常因血流缓慢，组织从毛细血管中摄取较多的氧而使血液中还原血红蛋白增加有关（周围型发绀）。严重贫血者发绀可不明显。

（6）神经系统症状：可有神经过敏，失眠，嗜睡等症状，重者可发生精神错乱。此可能由于脑出血、缺氧或电解质紊乱等原因引起。

（7）不同原发病各自的症状：如急性肺栓塞可有呼吸困难、胸痛、咯血、血压下降；右心室心肌梗死可有胸痛；慢性肺心病可有咳嗽、咳痰、发热；瓣膜病可有活动耐力下降等。

2.体征

（1）皮肤及巩膜黄染：长期慢性肝淤血缺氧，可引起肝细胞变性、坏死、最终发展为心源性肝硬化，肝功能呈现不正常，胆红素异常升高并出现黄疸。

（2）颈静脉怒张：是右心衰竭的一个较明显征象。其出现常较皮下水肿或肝大为早，同时可见舌下、手臂等浅表静脉异常充盈，压迫充血肿大的肝脏时，颈静脉怒张更加明显，此称肝-颈静脉回流征阳性。

（3）心脏体征：主要为原有心脏病表现，由于右心衰竭常继发于左心衰竭，因而左、右心均可扩大。右心室扩大引起三尖瓣关闭不全时，在三尖瓣听诊可听到吹风性收缩期杂音，剑突下可有收缩期抬举性搏动。在肺动脉压升高时可出现肺动脉瓣区第二心音增强及分裂，有响亮收缩期喷射性杂音伴震颤，可有舒张期杂音，心前区可有奔马律，可有阵发性心动过速，心房扑动或颤动等心律失常。由左心衰竭引起的肺淤血症状和肺动脉瓣区第二心音亢进，可因右心衰竭的出现而减轻。

(4)胸腹水:可有单侧或双侧下肺呼吸音减低,叩诊呈浊音;腹水征可为阳性。

(5)肝、脾大:肝大、质硬并有压痛。若有三尖瓣关闭不全并存,触诊肝脏可感到有扩张性搏动。

(6)外周水肿:由于体内钠、水潴留,可于下垂部位如双下肢、会阴及腰骶部等出现凹陷性水肿。

(7)发绀:慢性右心功能不全急性加重时常因基础病的不同存在发绀,甚至可有杵状指。

(四)实验室检查

1.血常规

缺乏特异性。长期缺氧者可有红细胞、血红蛋白的升高,白细胞及血小板计数可正常或增高。

2.血生化

血清谷丙转氨酶及胆红素常升高,乳酸脱氢酶、肌酸激酶亦可增高,常伴有低蛋白血症、电解质紊乱等。

3.凝血指标

血液多处于高凝状态,国际标准化比值可正常或缩短,急性肺栓塞时 D-二聚体明显升高。

4.血气分析

动脉血氧分压、氧饱和度多降低,CO_2 分压在急性肺栓塞时降低,在肺心病、先天性心脏病时可升高。

(五)辅助检查

1.心电图检查

心电图检查多显示右心房、右心室的增大或肥厚。此外还可见肺型 P 波、电轴右偏、右束支传导阻滞和 Ⅱ、Ⅲ、aVF 及右胸前导联 ST-T 改变。急性肺栓塞时心电图变化由急性右心室扩张所致,常示电轴显著右偏,极度顺钟向转位。Ⅰ导联 S 波深、ST 段呈 J 点压低,Ⅲ导联 Q 波显著和 T 波倒置,呈 $S_I Q_{III} T_{III}$ 波形。aVF 和 Ⅲ 导联相似,aVR 导联 R 波常增高,右胸导联 R 波增高、T 波倒置。可出现房性或室性心律失常。急性右心室心肌梗死时右胸导联可有 ST 段抬高。

2.胸部 X 线检查

急性右心功能不全 X 线表现的特异性不强,可具有各自基础病的特征。肺动脉高压时可有肺动脉段突出（＞3 mm），右下肺动脉横径增宽（＞15 mm），肺门动脉扩张与外围纹理纤细形成鲜明的对比或呈"残根状"；右心房、室扩大，心胸比率增加，右心回流障碍致奇静脉和上腔静脉扩张。肺栓塞在起病 12～36 小时后肺部可出现肺下叶卵圆形或三角形浸润阴影，底部常与胸膜相连；亦可有肋膈角模糊或胸腔积液阴影；膈肌提升及呼吸幅度减弱。

3.超声心动图检查

急性右心功能不全时，超声心动图检查可发现右心室收缩期和舒张期超负荷，表现为右心室壁增厚及运动异常，右心排血量减少，右心室增大（右心室舒张末面积/左心室舒张末面积比值＞0.6），室间隔运动障碍，三尖瓣反流和肺动脉高压。常见的肺动脉高压征象有：右心室肥厚和扩大，中心肺动脉扩张，肺动脉壁顺应性随压力的增加而下降，三尖瓣和肺动脉瓣反流。右心室心肌梗死除右心室腔增大外，常出现左心室后壁或下壁运动异常。心脏瓣膜病或扩张型心肌病引起慢性左心室扩张时，不能通过测定心室舒张面积比率评价右心室扩张程度。某些基础心脏病，如先心病、瓣膜病等心脏结构的异常，亦可经超声心动图明确诊断。

4.其他

肺部放射性核素通气/灌注扫描显示不匹配以及肺血管增强 CT 对肺栓塞的诊断有指导意义。CT 检查亦可帮助鉴别心肌炎、心肌病、慢性阻塞性肺疾病等疾病，是临床常用的检查方法。做选择性肺动脉造影可准确地了解栓塞所在部位和范围，但此检查属有创伤性，存在一定的危险，只宜在有条件的医院及考虑手术治疗的患者中做术前检查。

（六）鉴别诊断

急性右心功能不全是一组较为常见的临床综合征，包括腹胀、肝脾肿大、胸腹水、下肢水肿等。由于病因的不同，其主要表现存在一定的差异。除急性右心衰竭表现外，如突然发病、呼吸困难、窒息、心悸、发绀、剧烈胸痛、晕厥和休克，尤其是发生于长期卧床或手术后的患者，应考虑大块肺动脉栓塞引起急性肺源性心脏病的可能；如胸骨后呈压榨性或窒息性疼痛并放射至左肩、臂，一般无咯血，心电图有右心导联 ST-T 特征性改变，伴心肌酶学或特异性标志物的升高，应考虑急性右心室心肌梗死；如既往有慢性支气管炎、肺气肿病史，此次为各种诱因病情加重，应考虑慢性肺心病急性发作；如结合体格检查及超声心动图资料，发现有先天性心脏病或瓣膜病证据，应考虑为原有基础心脏病所致。限制型心肌病或缩窄性心包炎等疾病由于心室舒张功能下降或心室充盈受限，使得静脉回流障碍,在肺静脉压升高的同时体循环重度淤血,某些诱因下(如入量过多或出量不足)即出现肝脾肿大、下肢水肿等症状,亦应与急性右心功能不全相鉴别。

(七)治疗

1.一般治疗

应卧床休息及吸氧,并严格限制入液量。若急性心肌梗死或肺栓塞剧烈胸痛时,可给予吗啡 3～5 mg 静脉推注或罂粟碱 30～60 mg 皮下或肌内注射以止痛及解痉。存在低蛋白血症时应静脉输入清蛋白治疗,同时注意纠正电解质及酸碱平衡紊乱。

2.强心治疗

心力衰竭时应使用直接加强心肌收缩力的洋地黄类药物,如快速作用的去乙酰毛花苷注射液 0.4 mg 加入 5％的葡萄糖溶液20 mL中,缓慢静脉注射,必要时 2～4 小时再给 0.2 mg～0.4 mg;同时可给予地高辛 0.125～0.25 mg,每天 1 次治疗。

3.抗休克治疗

出现心源性休克症状时可应用直接兴奋心脏 β 肾上腺素受体、增强心肌收缩力和心搏量的药物,如多巴胺 20～40 mg 加入200 mL 5％葡萄糖溶液中静脉滴注,或 2～10 μg/(kg·min)以微量泵静脉维持输入,依血压情况逐渐调整剂量;亦可用多巴酚丁胺 2.5～15 μg/(kg·min)微量泵静脉输入或滴注。

4.利尿治疗

急性期多应用襻利尿药,如呋塞米 20～80 mg、布美他尼 1～3 mg、托拉塞米 20～60 mg 等静脉推注以减轻前负荷,并每天口服上述药物辅助利尿。同时可服用有醛固酮拮抗作用的保钾利尿药,如螺内酯 20 mg,每天 3 次,以加强利尿效果,减少电解质紊乱。症状稳定后可应用噻嗪类利尿药,如氢氯噻嗪 50～100 mg 与上述襻利尿药隔日交替口服,减少耐药性。

5.扩血管治疗

应从小剂量起谨慎应用,以免引起低血压。若合并左心衰竭可应用硝普钠 6.25 μg/min 起微量泵静脉维持输入,依病情及血压数值逐渐调整剂量,起到同时扩张小动脉和静脉的作用,有效地减低心室前、后负荷;合并急性心肌梗死可应用硝酸甘油 5～10 μg/min 或硝酸异山梨酯 50～100 μg/min 静脉滴注或微量泵维持输入,以扩张静脉系统,降低心脏前负荷。口服硝酸酯类或 ACEI 类等药物亦可根据病情适当加用,剂量依个体调整。

6.保肝治疗

对于肝脏淤血肿大,肝功能异常伴黄疸或腹水的患者,可应用还原型谷胱甘肽 600 mg 加入 250 mL 5‰葡萄糖溶液中每天 2 次静脉滴注,或多烯磷脂酰胆碱 465 mg(10 mL)加入 250 mL 5‰葡萄糖溶液中每天 1～2 次静脉滴注,可同时静脉注射维生素 C 5～10 g,每天 1 次,并辅以口服葡醛内酯(肝太乐)、肌苷等药物,加强肝脏保护作用,逆传肝细胞损害。

第二节　慢性心力衰竭

一、收缩性心力衰竭

慢性收缩性心力衰竭是指心脏由于收缩和舒张功能严重低下或负荷过重,使泵血明显减少,不能满足全身代谢需要而产生的临床综合征,出现动脉系统供血不足和静脉系统淤血甚至水肿,伴有神经内分泌系统激活的表现。心力衰竭根据其产生机制可分为收缩功能(心室泵血功能)衰竭和舒张功能(心室充盈功能)衰竭两大类;根据病变的解剖部位可分为左心衰竭、右心衰竭和全心衰竭;根据心排血量高低可分为低心排血量心力衰竭和高心排血量心力衰竭;根据发病情况可分为急性心力衰竭和慢性心力衰竭。临床上为了评价心力衰竭的程度和疗效,将心功能分为 4 级,即 NYHA 心功能分级。其中,心功能Ⅱ、Ⅲ、Ⅳ级临床上分别代表轻、中、重度心力衰竭,而心功能Ⅰ级可见于心脏疾病所致左心室收缩功能低下(LVEF≤40%)而临床无症状者,也可以是心功能完全正常的健康人。

(一)左心衰竭

左心衰竭是指由于左心室心肌病变或负荷增加引起的心力衰竭。通常是由于大面积心肌急慢性损伤、缺血和(或)梗死产生心室重塑致左心室进行性扩张伴收缩功能进行性(或急性)降低所致,临床以动脉系统供血不足和肺淤血甚至肺水肿为主要表现。心功能代偿时,症状较轻,可慢性起病,急性失代偿时症状明显加重,通常起病急骤,在有(或无)慢性心力衰竭基础上突发急性左心衰竭肺水肿。病理生理和血流动力学特点为每搏输出量(SV)和心排血量(CO)明显降低,PCWP 或左心室舒张末压(LVEDP)异常升高[≥3.3 kPa(25 mmHg)],伴交感神经系统和 RAAS 为代表的神经内分泌系统的激活。高心排血量心力衰竭时 SV、CO 不降低。

1.病因

(1)冠状动脉粥样硬化性心脏病(简称冠心病),大面积心肌缺血、梗死或顿抑,或反复多次小面积缺血、梗死或顿抑,或慢性心肌缺血冬眠时。

(2)高血压心脏病。

(3)中、晚期心肌病。

(4)重症心肌炎。

(5)中、重度心脏瓣膜病如主动脉瓣或(和)二尖瓣的狭窄或(和)关闭不全。

(6)中、大量心室或大动脉水平分流的先天性或后天性心脏病如室间隔缺损、破裂、穿孔、主肺动脉间隔缺损、动脉导管未闭和主动脉窦瘤破裂。

(7)高动力性心脏病,如甲亢、贫血、脚气病和动静脉瘘。

(8)急性肾小球肾炎和输液过量等。

(9)大量心包积液心脏压塞时(属"极度"的舒张性心力衰竭范畴)。

(10)严重肺动脉高压或合并急性肺栓塞,右心室压迫左心室致左心室充盈受阻时(也属"极度"舒张性心力衰竭范畴)。

2.临床表现

(1)症状:呼吸困难是左心衰竭的主要症状,是由于肺淤血或肺水肿所致。程度由轻至重表现为:轻度时活动中气短乏力、不能平卧或平卧后咳嗽,咳白色泡沫痰,坐起可减轻或缓解;重度时夜间阵发性呼吸困难、端坐呼吸、心源性哮喘和急性肺水肿。急性肺水肿时多伴咳粉红色泡沫痰或咯血(二尖瓣狭窄时),易致低氧血症和 CO_2 潴留而并发呼吸衰竭,同时伴随心悸、头晕、嗜睡(CO_2 潴留时)或烦躁等体循环动脉供血不足的症状,严重时可发生休克,晕厥甚至猝死。

(2)体征:轻中度时,高枕卧位。出汗多、面色苍白、呼吸增快、血压升高、心率增快(≥100 次/分)、心脏扩大,第一心音减弱、心尖部可闻及 S_3 奔马律,肺动脉瓣区第二心音亢进,若有瓣膜病变可闻及二尖瓣、主动脉瓣和三尖瓣区的收缩期或舒张期杂音。两肺底或满肺野可闻及细湿啰音或水泡音;吸气时明显,呼气时可伴哮鸣音(心源性哮喘时)。慢性左心衰竭患者可伴有单侧或双侧胸腔积液和双下肢水肿。脉细速,可有交替脉,严重缺氧时肢端可有发绀。严重急性失代偿左心衰竭时端坐呼吸、大汗淋漓、焦虑不安、呼吸急促(>30 次/分);两肺满布粗湿啰音或水泡音(肺水肿时)伴口吐鼻喷粉红色泡沫痰,初起时常伴有哮鸣音,甚至有哮喘(心源性哮喘时)存在。血压升高或降低甚至休克,此时病情非常危重,只有紧急抢救才有望成功。稍有耽搁,患者就可能随时死亡。

3.实验室检查

(1)心电图检查:窦性心动过速,可见二尖瓣 P 波、V_1 导联 P 波终末电势增大和左心室肥大劳损等反映左心房、室肥厚,扩大以及与所患心脏病相应的变化;可有左、右束支阻滞和室内阻滞;急性、陈旧性梗死或心肌大面积严重缺血,以及多种室性或室上性心律失常等表现。少数情况下,上述心电图表现可不特异。

(2)X 线胸片检查:心影增大,心胸比例增加,左心房、室或全心扩大,尤其是肺淤血、间质性肺水肿(Kerley B 线、叶间裂积液)和肺泡性肺水肿,是诊断左心衰竭的重要依据。慢性心力衰竭时可有上、下腔静脉影增宽,以及胸腔积液等表现。

(3)超声多普勒心动图检查:可见左心房、室扩大或全心扩大,或有左心室室壁瘤存在;左心室整体或节段性收缩运动严重低下,LVEF 严重降低(≤40%);左心室壁厚度可变薄或增厚。有病因诊断价值;重度心力衰竭时,反映 SV 的主动脉瓣区的血流频谱也降低;也可发现二尖瓣或主动脉瓣严重狭窄或反流,或在心室或大动脉水平的心内分流,或大量心包积液,或严重肺动脉高压巨大右心室压迫左心室等左心衰竭时的解剖和病理生理基础,对左心衰竭有重要的诊断和鉴别诊断价值。

(4)血气分析:早期可有低氧血症伴呼吸性碱中毒(过度通气),后期可伴呼吸性酸中毒(CO_2 潴留)。血常规、生化全套和心肌酶学可有明显异常,或正常范围。

4.诊断和鉴别诊断

依据临床症状、体征、结合 X 线胸片有典型肺淤血和肺水肿的征象伴心影增大,以及超声心动图左心室扩大(内径≥55 mm)和 LVEF 降低(<40%)典型改变,诊断慢性左心衰竭和急性左心衰肺水肿并不难;难的是对慢性左心衰竭的病因诊断,特别是对"扩张型"心肌病的病因诊断,需确定原发性、缺血性、高血压性、酒精性、围生期、心动过速性、药物性、应激性、心肌致密化不全和右心室致心律失常性心肌病等病因。通过结合病史、心电图、超声心动图、核素心肌显像、心脏 CT 和 MRI 等影像检查综合分析和判断,多能够鉴别。心内膜心肌活检对此帮助不大。同时,也可确定或除外"肥厚型"和"限制型"心肌病的诊断。

心源性哮喘与肺源性哮喘的鉴别十分重要,不可回避。根据肺内"水"与"气"的差别,可在肺部叩诊、X 线胸片和湿啰音"有或无"上充分显现,加上病史不同,可得以鉴别。

5.治疗

急性左心衰竭通常起病急骤,病情危重而变化迅速,需给予紧急处理。治疗目标是迅速纠正低氧和异常血流动力学状态;消除肺淤血、肺水肿;增加 SV、CO,从而增加动脉系统供血。治疗原则为加压给纯氧、静脉给予吗啡、利尿、扩血管(包括连续舌下含服硝酸甘油 2～3 次)和强心。

经过急救处理,多数患者病情能迅速有效控制,并在半小时左右渐渐平稳,呼吸困难减轻,增快心率渐减慢,升高的血压缓缓降至正常范围,两肺湿啰音渐减少或消失,血气分析恢复正常范围,直到 30 分钟左右可排尿 500～1 000 mL。病情平稳后,治疗诱因,防止反弹,继续维持上述治疗并调整口服药(参照慢性左心衰竭的治疗方案),继续心电、血压和血氧饱和度监测,必要时选用抗生素预防肺部感染。最终应治疗基础心脏病。

慢性左心衰竭的治疗参见全心衰竭治疗。

(二)右心衰竭

右心衰竭是由于右心室病变或负荷增加引起的心力衰竭。以肺动脉血流减少和体循环淤血或水肿为表现。大多数右心衰竭是由左侧心力衰竭发展而来,两者共同形成全心衰竭。其病理生理和血流动力学特点为右心室心排血量降低,右心室舒张末压或右心房压异常升高。

1.病因

(1)各种原因的左心衰竭。

(2)急、慢性肺动脉栓塞。

(3)慢性支气管炎、肺气肿并发慢性肺源性心脏病。

(4)原发性肺动脉高压。

(5)先天性心脏病包括肺动脉狭窄、法洛四联症、三尖瓣下移畸形、房室间隔缺损和艾森门格综合征。

(6)右心室扩张型、肥厚型和限制型或闭塞型心肌病。

(7)右心室心肌梗死。

(8)三尖瓣狭窄或关闭不全。

(9)大量心包积液。

(10)缩窄性心包炎。

2.临床表现

(1)症状:主要是由于体循环和腹部脏器淤血引起的症状,如食欲缺乏、恶心、呕吐、腹胀、腹泻、右上腹痛等,伴有心悸、气短、乏力等心脏病和原发病的症状。

(2)体检:颈静脉充盈、怒张,肝大伴压痛、肝颈静脉反流征(＋),双下肢或腰骶部水肿、腹水或胸腔积液,可有周围性发绀和黄疸。心率快、可闻及与原发病有关的心脏杂音,P_2可亢进或降低(如肺动脉狭窄或法洛四联症),若不伴左心衰竭和慢性阻塞性肺疾病合并肺部感染时,通常两肺呼吸音清晰或无干、湿啰音。

3.实验室检查

(1)心电图检查:显示 P 波高尖、电轴右偏、aVR 导联 R 波为主,V_1导联 R/S＞1、右束支阻滞等右心房、室肥厚扩大以及与所患心脏病相应的变化,可有多种形式的房、室性心律失常,传导阻滞和室内阻滞,可有 QRS 波群低电压。有肺气肿时可出现顺钟向转位。

(2)胸部 X 线检查:显示右心房、室扩大和肺动脉段凸(有肺动脉高压时)或凹(如肺动脉狭窄或法洛四联症)等与所患心脏病相关的形态变化;可见上、下腔静脉增宽和胸腔积液征;若无左心衰竭存在,则无肺淤血或肺水肿征象。

(3)超声多普勒心动图检查:可见右心房、室扩大或增厚,肺动脉增宽和高压,心内解剖异常,三尖瓣和肺动脉瓣狭窄或关闭不全以及心包积液等与所患心脏病有关的解剖和病理生理的变化。

(4)必要时做心导管检查,显示中心静脉压增高($>15\ cmH_2O$)。

4.诊断与鉴别诊断

依据体循环淤血的临床表现,结合胸片肺血正常或减少伴右心房室影增大和超声心动图右心房室扩张或右心室肥厚伴或不伴肺动脉压升高的典型征象,诊断不难。病因诊断的鉴别需要结合临床和多种影像学检查综合判断而定。

5.治疗

(1)右心衰竭的治疗关键是原发病和基础心脏病的治疗。

(2)抗心力衰竭的治疗参见全心衰竭部分。

(三)全心衰竭

全心衰竭是指左、右心力衰竭同时存在的心力衰竭,传统被称之为充血性心力衰竭。全心衰竭几乎都是由左心力衰竭缓慢发展而来,即先有左心衰竭,然后出现右心衰竭;也不除外极少数情况下是由于左、右心室病变同时或先后导致左、右心力衰竭并存之可能。一般来说,全心衰竭的病程多属慢性。其病理生理和血流动力学特点为左、右心室心排血量均降低、体、肺循环均淤血或水肿伴神经内分泌系统激活。

1.病因

(1)同左心衰竭(见左心衰竭)。

(2)不除外极少数情况下有右心衰竭的病因(见右心衰竭)并存。

2.临床表现

(1)症状:先有左心衰竭的症状(见左心衰竭),随后逐渐出现右心衰竭的症状(见右心衰竭);由于右心衰竭时,右心排血量下降能减轻肺淤血或肺水肿,故左心衰竭症状可随右心衰竭症状的出现而减轻。

(2)体检:既有左心衰竭的体征(见左心衰竭),又有右心衰竭的体征(见右心力衰竭)。全心衰竭时,由于右心衰竭存在,左心衰竭的体征可因肺淤血或水肿的减轻而减轻。

3.检查

(1)心电图检查:显示反映左心房、室肥厚扩大为主或左右心房室均肥厚扩大(见左、右心力衰竭)和所患心脏病的相应变化,以及多种形式的房、室性心律失常,房室传导阻滞、束支阻滞和室内阻滞图形。可有QRS波群低电压。

(2)胸部X线检查:心影普大或以左心房、室增大为主,以及与所患心脏病相关的形态变化;可见肺淤血、肺水肿(左心衰竭),上、下腔静脉增宽和胸腔积液(右心衰竭)。

(3)超声多普勒心动图检查:可见左、右心房、室均增大或以左心房、室扩大为主,左心室整体和节段收缩功能低下,LVEF降低(<40%),并可显示与所患心肌、瓣膜和心包疾病相关的解剖和病理生理的特征性改变。

(4)心导管检查(必要时):肺毛细血管楔压(左心衰竭时)和中心静脉压(右心衰竭)均增高,分别>2.4 kPa(18 mmHg)和1.47 kPa(15 cmH$_2$O)。

4.诊断和鉴别诊断

同左、右心衰竭。

5.治疗

和左心衰竭一样,全心衰竭治疗的基本目标是减轻或消除体、肺循环淤血或水肿,增加SV和CO,改善心功能;最终目标不仅要改善症状,提高生活质量,而且要阻止心室重塑和心力衰竭进展,提高生存率。这不仅需要改善心力衰竭的血流动力学,而且也要阻断神经内分泌异常激活不良效应。治疗原则为利尿、扩血管、强心并使用神经内分泌阻滞药。治疗措施如下。

（1）去除心力衰竭诱因。

（2）体力和精神休息。

（3）严格控制静脉和口服液体入量,适当(无需严格)限制钠盐摄入(应用利尿药者可放宽限制),低钠患者还应给予适量咸菜或直接补充氯化钠治疗纠正。

（4）急性失代偿时,给予呼吸机加压吸纯氧和静脉缓慢推注吗啡 3 mg(必要时可重复 1～2 次)。

（5）利尿药:能减轻或消除体、肺循环淤血或水肿,同时可降低心脏前负荷,改善心功能。可选用噻嗪类如氢氯噻嗪 25～50 mg,每天 1 次;襻利尿药,如呋塞米 20～40 mg,每天 1 次;利尿效果不好者可选用布美他尼 1～2 mg,每天 1 次;或托拉塞米 20～40 mg,每天 1 次;也可选择以上两种利尿药,每两天交替使用,待心力衰竭完全纠正后,可酌情减量并维持。利尿必须补钾,可给缓释钾 1.0 g,1 天 2～3 次,与传统保钾利尿药合用,如螺内酯 20～40 mg,每天 1 次;或氨苯蝶啶 25～50 mg,每天 1 次;也应注意低钠低氯血症的预防(不必过分严格限盐),利尿期间仍应严格控制入量直至心力衰竭得到纠正时。螺内酯 20～40 mg,每天 1 次,作为醛固酮拮抗剂,除有上述保钾作用外,更有拮抗 RAAS 的心脏毒性和间质增生作用,能作为神经内分泌拮抗剂阻滞心室重塑,延缓心力衰竭进展。研究显示,螺内酯能使中重度心力衰竭患者的病死率在 ACEI 和 β 受体阻滞剂基础上再降低 27%,因此,已成为心力衰竭治疗的必用药。需特别注意的是,螺内酯若与 ACEI 合用时,潴钾作用较强,为预防高钾血症发生,口服补钾量应酌减或减半,并监测血钾水平和肾功能。螺内酯特有的不良反应是男性乳房发育症,伴有疼痛感,停药后可消失。

（6）血管扩张药:首选 ACEI,除扩血管作用外,还能拮抗心力衰竭时 RAAS 激活的心脏毒性作用,从而延缓心室重塑和心力衰竭的进展,降低了心力衰竭患者的病死率 27%,是慢性心力衰竭患者的首选用药,可选用卡托普利、依那普利、贝那普利、赖那普利和雷米普利等,从小剂量开始渐加至目标剂量,如:卡托普利 6.25～50 mg,每天 3 次;依那普利 2.5～10 mg,每天 2 次。不良反应除降低血压外,还有剧烈咳嗽。若因咳嗽不能耐受时,可换用血管紧张素 Ⅱ 受体拮抗剂,如氯沙坦 12.5～50 mg,每天 2 次,或缬沙坦 40～160 mg,每天 1 次。若缺血性心力衰竭有心肌缺血发作时,可加用硝酸酯类如亚硝酸异山梨酯 10～20 mg,6 小时 1 次,或单硝酸异山梨醇 10～20 mg,1 天 2～3 次;若合并高血压和脑卒中史可加用钙通道阻滞剂如氨氯地平 2.5～10 mg,每天 1 次。历史上使用的小动脉扩张剂,如肼屈嗪,α_1 受体阻断药,如哌唑嗪不再用于治疗心力衰竭。服药期间,应密切观察血压变化,并根据血压水平来调整用药剂量。

中、重度心力衰竭时可同时应用硝普钠或酚妥拉明或乌拉地尔静脉滴注(见左心衰竭),心力衰竭好转后停用并酌情增加口服血管扩张药的用量。

(7)正性肌力药:轻度心力衰竭患者,可给予地高辛 0.125～0.25 mg,每天1次,口服维持,对中、重度心力衰竭患者,可短期加用正性肌力药物,如静脉内给去乙酰毛花苷注射液、多巴酚丁胺、多巴胺和磷酸二酯酶抑制剂,如氨力农或米力农(见左心衰竭)等。

(8)β受体阻滞剂:能拮抗和阻断心力衰竭时的交感神经系统异常激活的心脏毒性作用,从而延缓心室重塑和心力衰竭的进展。大规模临床试验显示,β受体阻滞剂能使心力衰竭患者的病死率降低 35%～65%,故也是治疗心力衰竭之必选,只是应在心力衰竭血流动力学异常得到纠正并稳定后使用,应从小剂量开始,渐渐(每周或每2周加量1次)加量至所能耐受的最大剂量,即目标剂量。可选用卡维地洛3.125～25 mg,每天2次,或美托洛尔 6.25～50 mg,每天2次,或比索洛尔1.25～10 mg,每天1次。不良反应有低血压、窦性心动过缓、房室传导阻滞和心功能恶化,故用药期间应密切观察血压、心率、节律和病情变化。

(9)支气管解痉:对伴有支气管痉挛或喘鸣的患者,应用酚间羟异丙肾上腺素(喘啶)或氨茶碱 0.1 g,每天3次。

(10)经过上述治疗一段时间(1～2周)后,临床效果不明显甚至出现恶化者,应按难治性心力衰竭处理。

(四)难治性心力衰竭

严重的慢性心力衰竭患者,经上述常规利尿药、血管扩张药、血管紧张素转化酶抑制剂和正性肌力药物积极治疗后,心力衰竭症状和体征无明显改善甚至恶化,称为难治性心力衰竭。其血流动力学特征是严重的肺和体循环的淤血、水肿和 SV、CO 的降低。难治性心力衰竭的处理重点如下。

1.纠治引起难治性心力衰竭的原因

(1)重新评价并确定引起心力衰竭的心脏病病因,给予纠治。如甲状腺功能亢进或减退、贫血、脚气病、先天性心脏病、瓣膜病、心内膜炎、风湿热等。可通过特殊的内科或外科治疗而得以纠治。

(2)重新评价并确定引起心力衰竭的病理生理机制,有针对性地治疗。如确定以收缩性心力衰竭抑或舒张性心力衰竭为主,前负荷过重抑或后负荷过重为主,有无严重心律失常等。

(3)寻找使心力衰竭加重或恶化的诱因,并加以纠治。如肺部感染、肺栓塞、泌尿道感染、电解质平衡失调、药物的不良反应等。

（4）重新评价已用的治疗措施到位与否，给予加强治疗。如洋地黄剂量是否不足或过量；积极利尿和过分限盐引起了低血钾、低血钠和低血氯使利尿更加困难；是否应用了抑制心肌的或使液体潴留的药物；是否患者饮水或入量过多或未按医嘱服药等。极个别患者出现高血钠高血氯，机制不明，可能还是摄入或补充氯化钠过多所导致。

2.加强治疗措施

（1）严格控制液体入量，并加强利尿：24 小时总入量宜控制在＜1 500 mL，尿量＞1 500 mL，并使 24 小时出、入量呈负平衡（出＞入）并维持 3～5 天，将体内潴留的钠和水充分排出体外，以逐渐消除严重的肺水肿和组织水肿。每天出、入量负平衡的程度应依据临床和床旁 X 线胸片所示肺水肿的程度而定，间质性肺水肿应负 500～1 000 mL，肺泡性肺水肿应负 1 000～1 500 mL，极重度肺泡性肺水肿（大白肺）时 24 小时负平衡 1 500～2 000 mL 也不为过。经过 3～5 天的加强利尿治疗，临床上肺水肿或组织水肿均能明显地减轻或消失，以床旁 X 线胸片显示肺水肿渐渐减轻或消退的影像为治疗目标和评价标准。加强利尿期间，尿量多时应补钾，可给缓释钾1.0 g，每天 3 次，也可以 0.3％左右浓度静脉补钾；尤其特别注意低钠和低氯的预防（不必过分限盐）。若出现低钠（＜130 mmol/L）和低氯（＜90 mmol/L）血症，则利尿效果不好，可使心力衰竭加重，故必须先给予纠正（3％NaCl 100 mL 静脉内缓慢输注），再同时加强利尿，既要纠正低氯和低钠血症，又要排出体内潴留的水和钠。需要强调的是，严格控制液体总入量，比出大于入量的负平衡对于难治性心力衰竭患者的心功能保护更重要。因为患者保持负500 mL 液体平衡不变，若入量严格控制在 24 小时内＜1 500 mL（出量＞2 000 mL）和控制入量＞3 000 mL（出量＞3 500 mL）对心功能的容量负荷完全不同，前者可使心脏去前负荷减轻，而后者则会大大加重心脏前负荷。

（2）给予合理足量的血管扩张药治疗：以静脉扩张剂（硝酸酯类）和动脉扩张剂（硝普钠、基因重组 BNP、ACEI 和 α 受体阻断药，如酚妥拉明和乌拉地尔）联合应用并给予足量治疗［将血压控制在 13.3～14.7/8.0～9.3 kPa（100～110/60～70 mmHg）］，才能充分降低心室前、后负荷，既能大大降低 PCWP 和 LVEDP，又能明显增加 SV 和 CO，达到最佳血流动力学效果。多数患者的心力衰竭会明显好转。

（3）加用正性肌力药物：适用于左心室功能严重低下，上述治疗效果差的严重的心力衰竭患者。可使用多巴酚丁胺［5～10 μg/(kg·min)］＋硝普钠（10～

50 $\mu g/min$)或 α 受体阻断药酚妥拉明或乌拉地尔持续静脉滴注,通过正性肌力和降低外周阻力的作用能显著增加 SV 和 CO,同时降低 PCWP 和 LVEDP,明显改善心功能,使心力衰竭明显好转。对于尿量偏少(非低钠和低氯血症所致)或血压偏低[$\leqslant 12.0/8.0$ kPa($90/60$ mmHg)]的重症心力衰竭伴心源性休克患者,应改用多巴胺[$3\sim 15$ $\mu g/(kg \cdot min)$]+小剂量硝普钠($5\sim 30$ $\mu g/min$)或 α 受体阻断药联合持续静脉滴注,除能改善心功能外,还可升压、增加肾血流量并改善组织灌注。

(4)血流动力学监测指导治疗:适用于上述积极治疗依然反应差的重症心力衰竭患者。依据 PCWP、CO 和外周阻力等重要血流动力学指标调整用药方案。若 PCWP 高[>2.4 kPa(18 mmHg)],应加强利尿并使用静脉扩张剂如硝酸酯类,降低左心室充盈压,减轻肺水肿;若 CO 低(<5.0 L/min)且外周阻力高应用动脉扩张剂,如硝普钠、重组 BNP 或 α 受体阻断药(酚妥拉明或乌拉地尔),降低外周阻力,增加 CO,改善心功能;若 CO 低(<5.0 L/min),而外周阻力正常,则应使用正性肌力药物,如多巴酚丁胺或多巴胺,增加心肌收缩力,增加 CO;若 PCWP 高,CO 低,外周阻力高和动脉血压低[<10.7 kPa(80 mmHg)],已是心源性休克时,则应在多巴胺升压和正性肌力作用的基础上,联合应用动、静脉血管扩张药和利尿药。必要时应考虑插入主动脉内球囊泵给予循环支持。

(5)纠正低钠、低氯血症:对于严重肺水肿或外周组织水肿而利尿效果不佳者,若是由于严重稀释性低钠血症(<130 mmol/L)和低氯血症(<90 mmol/L)所致,则应在补充氯化钠(每天 3 g 口服或严重时静脉内给予)的基础上应用大剂量的襻利尿药(呋塞米 $100\sim 200$ mg,布美他尼 $1\sim 3$ mg)静脉注射或静脉滴注,边纠正稀释性低钠、低氯血症,边加强利尿效果,可望排出过量水潴留,使心力衰竭改善。对出现少尿或无尿伴有急性肾衰竭,药物治疗难以见效者,可考虑用血液超滤或血液透析或腹膜透析治疗。

(6)气管插管和呼吸机辅助呼吸:对严重肺水肿伴严重低氧血症[吸氧状态下 $PO_2 < 6.7$ kPa(50 mmHg)]和(或)CO_2 潴留[$PCO_2 > 6.7$ kPa(50 mmHg)],药物治疗不能纠正者,应尽早使用,既可纠正呼吸衰竭,又有利于肺水肿的治疗与消退。

(7)纠正快速心律失常:对伴有快速心律失常如心房颤动、心房扑动心室率快者,可用胺碘酮治疗。

(8)左心辅助治疗:对左心室心功能严重低下,心力衰竭反复发作,药物治疗难以好转的患者,有条件可考虑行体外膜式氧合、左心辅助治疗,为心脏移植术做准备。

二、舒张性心力衰竭

心力衰竭是一个包括多种病因和发病机制的临床综合征。其中,舒张性心力衰竭(diastolic heart failure,DHF)是近20年才得到研究和认识的一类心力衰竭。其主要特点是,有典型的心力衰竭的临床症状、体征和实验室检查证据(如胸部X线检查肺淤血表现),而超声心动图等影像检查显示LVEF正常,并除外了瓣膜病和单纯右心衰竭。研究发现,DHF患者约占所有心力衰竭患者的50%。与收缩性心力衰竭(SHF)比较,DHF有更长的生存期,而且两者的治疗措施不尽相同。

(一)病因特点

DHF通常发生于年龄较大的患者,女性比男性发病率和患病率更高。最常发生于高血压患者,特别是有严重心肌肥厚的患者。冠心病也是常见病因,特别是由一过性缺血发作造成的可逆性损伤以及急性心肌梗死早期,心肌顺应性急剧下降,左心室舒张功能损害。DHF还见于肥厚型心肌病、糖尿病性心肌病、心内膜弹力纤维增生症、浸润型心肌病(如心肌淀粉样变性)等。DHF急性发生常由血压短期内急性升高和快速心率的心房颤动发作引起。DHF与SHF可以合并存在,这种情况见于冠心病心力衰竭,既可以因心肌梗死造成的心肌丧失或急性缺血发作导致心肌收缩力急剧下降而致SHF,也可以由非扩张性的纤维瘢痕替代了正常的可舒张心肌组织,心室的顺应性下降而引起DHF。长期慢性DHF的患者,如同SHF患者一样,逐渐出现劳动耐力、生活质量下降。瓣膜性心脏病同样会引起左心室舒张功能异常,特别是在瓣膜病的早期,表现为舒张时间延长,心肌僵硬度增加,甚至换瓣术后的部分患者,舒张功能不全也会持续数年之久,即使此刻患者的收缩功能正常。通常所说的DHF是不包括瓣膜性心脏病等的单纯DHF。

(二)病理生理特点

心脏的舒张功能取决于心室肌的主动松弛和被动舒张的特性。被动舒张特性的异常通常是由心脏的质量增加和心肌内的胶原网络变化共同导致的,心肌主动松弛性的异常与各种原因造成的细胞内钙离子调节异常有关。其结果是心肌的顺应性下降,左心室充盈时间变化,左心室舒张末压增加,表现为左心室舒张末压力与容量的关系曲线变得更加陡直。在这种情况下,中心血容量、静脉张力或心房僵硬度的轻度增加,或它们共同增加即可导致左心房或肺静脉压力骤然增加,甚至引起急性肺水肿。

心率对舒张功能有明显影响,心率增快时心肌耗氧量增加,同时使冠状动脉灌注时间缩短,即使在没有冠心病的情况下,也可引起缺血性舒张功能不全。心率过快时舒张期缩短,使心肌松弛不完全,心室充盈压升高,产生舒张功能不全。

舒张功能不全时的血流动力学改变和代偿机制:舒张功能不全时舒张中晚期左心室内压力升高,左心室充盈受限,虽然射血分数正常,但每搏输出量降低,心排血量减少。左心房代偿性收缩增强,以增加左心室充盈。长期代偿结果是左心房内压力增加,左心房逐渐扩大,到一定程度时发生心房颤动。在前、后负荷突然增加,急性应激,快速房颤等使左心室充盈压突然升高时,发生急性失代偿心力衰竭,出现急性肺淤血、水肿,表现出急性心力衰竭的症状和体征。

舒张功能不全的患者,不论有无严重的心力衰竭临床表现,其劳动耐力均是下降的,主要有两个原因:一是左心室舒张压和肺静脉压升高,导致肺的顺应性下降,这可引起呼吸做功增加或呼吸困难的症状;二是运动时心排血量不能充分代偿性增加,结果导致下肢和辅助呼吸肌的显著乏力。这一机制解释了较低的运动耐力和 PCWP 变化之间的关系。

(三)临床表现

DHF 的临床表现与 SHF 近似,主要为肺循环淤血和体循环淤血的症状和体征,如劳动耐力下降,劳力性呼吸困难,夜间阵发性呼吸困难,颈静脉怒张,淤血性肝大和下肢水肿等。X 线胸片可显示肺淤血,甚至肺水肿的改变。超声心动图显示 LVEF>50% 和左心室舒张功能减低的证据。

(四)诊断

对于有典型的心力衰竭的临床表现,而超声心动图显示左心室射血分数正常(LVEF>50%)或近乎正常(LVEF 40%～50%)的患者,在除外了瓣膜性心脏病、各种先天性心脏病、各种原因的肺心病、高动力状态的心力衰竭(严重贫血、甲状腺功能亢进、动静脉瘘等)、心脏肿瘤、心包缩窄或填塞等疾病后,可初步诊断为舒张性心力衰竭,并在进一步检查获得左心室舒张功能不全的证据后,确定舒张性心力衰竭的诊断。

超声心动图在心力衰竭的诊断中起着重要的作用,因为物理检查、心电图、X 线胸片等都不能够提供用于鉴别收缩或舒张功能不全的证据。超声心动图所测的左心室射血分数正常(LVEF>50%)或近乎正常(LVEF 40%～50%)是诊断 DHF 的必需条件。超声心动图能够简便、快速地用于鉴别诊断,如明确是否有急性二尖瓣、主动脉瓣反流或缩窄性心包炎等。多普勒超声能够测量心内的血流速度,这有助于评价心脏的舒张功能。

DHF 的诊断标准目前还不完全统一。美国心脏病学会和美国心脏病协会(ACC/AHA)建议的诊断标准是:有典型的心力衰竭症状和体征,同时超声心动图显示患者没有心脏瓣膜异常,左心室射血分数正常。欧洲心脏病学会建议 DHF 的诊断应当符合下面 3 个条件:①有心力衰竭的证据;②左心室收缩功能正常或轻度异常;③左心室松弛、充盈、舒张性或舒张僵硬度异常的证据。欧洲心力衰竭工作组和 ACC/AHA 使用的术语"舒张性心力衰竭"有别于广义的"有正常射血分数的心力衰竭",后者包括了急性二尖瓣反流和其他原因的循环充血状态。

在实际工作中,临床医师诊断 DHF 时常常面临挑战。主要是要取得心力衰竭的临床证据,其中,胸片在肺水肿的诊断中有很高的价值。血浆 BNP 和 NT-proBNP 的检测也有重要诊断价值,心源性呼吸困难患者的血浆 BNP 水平升高,尽管有资料显示,DHF 患者的 BNP 水平增加不如 SHF 患者的增加显著(表 4-4,表 4-5)。

表 4-4　DHF 的确诊标准

标准	主要证据
确切的心力衰竭的证据	包括临床症状和体征,实验室和影像证据,对利尿药治疗有良好的反应
左心室收缩功能正常的客观依据	在慢性心力衰竭发作的 72 小时内 LVEF≥50%
有左心室舒张功能异常的客观证据	左心室松弛、充盈、顺应性异常

表 4-5　DHF 的可能标准

标准	主要证据
确切的心力衰竭的证据	包括临床症状和体征,实验室和影像证据,对利尿药治疗有良好的反应
左心室收缩功能正常的客观证据	在慢性心力衰竭发作的 72 小时内 LVEF≥50%
无左心室舒张功能异常的客观证据	不包括左心室舒张功能的信息

(五)舒张性心力衰竭的治疗

DHF 的治疗目的同其他各种心力衰竭,即缓解心力衰竭的症状,减少住院次数,增加运动耐量,改善生活质量和预后。治疗措施也同其他心力衰竭,包括 3 方面的内容:①对症治疗,缓解肺循环和体循环淤血的症状和体征。②针对病因和诱因的治疗,即积极治疗导致 DHF 的危险因素或原发病,如高血压、左心室肥厚、冠心病、心肌缺血、糖尿病等,以及心动过速等,对阻止或延缓 DHF 的进展至关重要。③针对病理生理机制的治疗。在具体的治疗方法上 DHF 有其自己的特点。

1.急性期治疗的特点

在急性肺水肿时,可以给予氧疗(鼻导管或面罩吸氧)、吗啡、静脉用利尿药和硝酸甘油。需要注意的是,对于 DHF 患者过度利尿可能会导致严重的低血压,因为 DHF 时左心室舒张压与容量的关系呈一个陡直的曲线。如果有严重的高血压,则有必要使用硝普钠等血管活性药物。如果有缺血发作,则使用硝酸甘油和相关的药物治疗。心动过速能够导致心肌耗氧量增加和降低冠状动脉的灌注时间,容易导致心肌缺血,即使在非冠心病患者;还可因缩短了舒张时间而使左心室的充盈受损,所以,在舒张功能不全的患者,快心室率的心房颤动常常会导致肺水肿和低血压,在一些病例中需要进行紧急心脏电复律。预防心动过速的发生或降低患者的心率,可以积极应用 β 受体阻滞剂(如比索洛尔、美托洛尔和卡维地洛)或非二氢吡啶类钙通道阻滞剂(如地尔硫䓬),剂量依据患者的心率和血压调整,这点与 SHF 时不同,因为 SHF 时 β 受体阻滞剂要谨慎应用、逐渐加量,并禁用非二氢吡啶类钙通道阻滞剂。对大多数 DHF 患者,无论在急性期与慢性期都不能从正性肌力药物治疗中获益。重组人脑钠尿肽是近年来用于治疗急性心力衰竭疗效显著的药物,它具有排钠利尿和扩展血管的作用,对那些急性发作或加重的 SHF 的临床应用收到了肯定的疗效。但对 DHF 的临床研究尚不多。从药理作用上看,它有促进心肌早期舒张的作用,加上排钠利尿、减轻肺淤血的作用,对 DHF 的急性发作可收到显著效果。

2.长期药物治疗的特点

(1)ACEI 和 ARB:不但可降低血压,而且对心肌局部的 RAAS 也有直接的作用,可减轻左心室肥厚,改善心肌松弛性。非常适合用于治疗高血压合并的DHF,在血压降低程度相同时,ACEI 和 ARB 减轻心肌肥厚的程度优于其他抗高血压药物。

(2)β 受体阻滞剂:具有降低心率和负性肌力作用。对左心室舒张功能障碍有益的机制可能是:①降低心率可使舒张期延长,改善左心室充盈,增加舒张期末容积。②负性肌力作用可降低耗氧量,改善心肌缺血及心肌活动的异常非均一性。③抑制交感神经的血管收缩作用,降低心脏后负荷,也可改善冠状动脉的灌注。④能阻止通过儿茶酚胺引起的心肌损害和灶性坏死。已有研究证明,此类药物可使左心室容积-压力曲线下移,具有改善左心室舒张功能的作用。目前认为，β受体阻滞剂对改善舒张功能最主要的作用来自减慢心率和延长舒张期。在具体应用时可以根据患者的具体情况选择较大的初始剂量和较快地增加剂量。这与 SHF 有明显的不同。在 SHF 患者，β受体阻滞剂的机制是长期应用后上调β受体，改善心肌重塑，应从小剂量开始，剂量调整常需要 2～4 周。应用β受体阻断药时一般将基础心率维持在 60～70 次/分。

（3）钙通道阻滞剂：可减低细胞质内钙浓度，改善心肌的舒张和舒张期充盈，并能减轻后负荷和心肌肥厚，在扩张血管降低血压的同时可改善心肌缺血，维拉帕米和地尔硫䓬等还可通过减慢心率而改善心肌的舒张功能。因此在 DHF 的治疗中，钙通道阻滞剂发挥着重要的作用。这与 SHF 不同，由于钙通道阻滞剂有一定程度的负性肌力作用而不宜应用于 SHF 的治疗。

（4）利尿药：通过利尿能减轻水钠潴留，减少循环血量，降低肺及体循环静脉压力，改善心力衰竭症状。当舒张性心力衰竭为代偿期时，左心房及肺静脉压增高虽为舒张功能障碍的结果，但同时也是其重要的代偿机制，可以缓解因心室舒张期充盈不足所致的舒张期末容积不足和心排血量的减少，从而保证全身各组织的基本血液供应。如此时过量使用利尿药，可能加重已存在的舒张功能不全，使其由代偿转为失代偿。当 DHF 患者出现明显充血性心力衰竭的临床表现并发生肺水肿时，利尿药则可通过减少部分血容量使症状得以缓解。

（5）血管扩张药：由于静脉血管扩张药能扩张静脉，使回心血量及左心室舒张期末容积减小，故对代偿期 DHF 可能进一步降低心排血量；而对容量负荷显著增加的失代偿期患者，可减轻肺循环、体循环压力，缓解充血症状。动脉血管扩张药能有效地降低心脏后负荷，对周围血管阻力增加的患者（如高血压心脏病）可能有效改善心室舒张功能，但对左心室流出道梗阻的肥厚型心肌病患者可能加重梗阻，使心排血量进一步减少。因此，扩张剂的应用应结合实际病情并慎重应用。

（6）抗心律失常药物：心律失常，特别是快速性心律失常对 DHF 患者的血流动力学常产生很大影响，故预防心律失常的发生对 DHF 患者有重要意义。①快速心律失常增加心肌氧耗，减少冠状动脉供血时间，从而可诱发心肌缺血，加重DHF，在左心室肥厚者尤为重要；②舒张期缩短使心肌舒张不完全，导致舒张期心室内容量相对增加；③DHF 患者，左心室舒张速度和心率呈相对平坦甚至负性关系，当心率增加时，舒张速度不增加甚至减慢，从而引起舒张末期压力增加。因此当 DHF 患者伴有心律失常时，应根据其不同的病因和病情特点来选用抗心律失常药物。

（7）其他药物：抑制心肌收缩的药物如丙吡胺，具有较强的负性肌力作用，可用于左心室流出道梗阻的肥厚型心肌病。此药缩短射血时间，增加心排血量，降低左心室舒张期末压。多数患者长期服用此药有效。丙吡胺的另一个作用是抗心律失常，而严重肥厚型心肌病患者，尤其是静息时有流出道梗阻者，常有心律失常，此时用丙吡胺可达到一举两得的效果。

目前，我们尚无充分的随机临床试验来评价不同药物对慢性心力衰竭或其他心血管事件的疗效，也没有充分的证据说明某一单药或某一组药物比其他的优越。已经建议，将那些有生物学效应的药物用于 DHF 的治疗，治疗心动过速和心肌缺血，如 β 受体阻滞剂或非二氢吡啶类钙通道阻滞剂；逆转左心室重塑，如利尿药和血管紧张素转化酶抑制剂；减轻心肌纤维化，如螺内酯；阻断肾素-血管紧张素-醛固酮系统的药物能够产生这样一些生物学效应，还需要更多的资料来说明这些生物学效应能够降低心力衰竭的危险。

总之，在现阶段，对于 DHF 的发病机制、病理生理、直到诊断和治疗还需要有更多的临床试验和实验证据来不断完善。

第五章

心 律 失 常

第一节　窦性心律失常

窦性心律失常系窦房结发出的激动显著不规律,使心房和心室的节律也不规则。窦性心律基本规则,安静时在正常成人其频率为 60～100 次/分,随年龄增长而减慢。由窦房结冲动形成过快、过慢或不规则,或窦房结冲动传导障碍所致心律失常称为窦性心律失常。

一、窦性心动过速

(一)病因

窦性心动过速的病因包括生理因素和病理因素。其中,生理因素包括运动、情绪激动、饱餐、饮浓茶、咖啡、吸烟、饮酒等可使交感神经兴奋,心跳加快。体位改变如立位时交感神经兴奋,心率也加快;卧位时心率则减慢。生理因素所致的窦性心动过速常为一过性,持续时间较短。

引起窦性心动过速的病理因素则包括以下几个方面。

(1)心力衰竭:尤其在心力衰竭的早期,心率常增快。

(2)甲状腺功能亢进(甲亢):大多数甲亢患者有窦性心动过速,心率一般在100～120 次/分,严重者心率可达到 120～140 次/分。

(3)急性心肌梗死:在急性心肌梗死病程中,窦性心动过速的发生率可达到30％～40％。

(4)休克:可引起窦性心动过速,在轻度休克时心率可达到100 次/分以上;重度休克时心率更快,可＞120 次/分。

(5)急性心肌炎:多数患者可出现与体温升高不成比例的窦性心动过速。

（6）其他器质性心脏病。

（7）其他，如贫血、发热、感染、缺氧、自主神经功能紊乱、心脏手术后等，均可出现窦性心动过速。

（8）药物，如肾上腺素类、阿托品类也能引起窦性心动过速。

（二）临床表现

窦性心动过速心率多为 100～150 次/分，大多心音有力，或有原发性心脏病的体征，主要表现为心悸，或出汗、头昏、眼花、乏力，或有原发疾病的表现，也可诱发其他心律失常或心绞痛。

（三）诊断

根据病因、临床表现及检查即可诊断窦性心动过速。本病需与房性阵发性心动过速进行鉴别，其鉴别主要靠心电图。其心电图可表现出如下特点。

1.P 波

窦性心动过速时的 P 波由窦房结发出，P 波 Ⅱ 导联直立，P-aVR 倒置，窦性心动过速时的 P 波较正常窦性心律时的 P 波振幅稍高，在 Ⅱ～Ⅲ 导联中更明显，这是因为窦性心动过速时，激动多发生于窦房结的头部，此部位系心房前结间束的起始部位，窦性激动多沿着前结间束下传所致。

2.P-R 间期

P-R 间期在 0.12～0.20 秒。

3.P-P 间期

P-P 间期常受自主神经的影响，可有轻度不规则。

4.QRS 波

形态、时限正常，心房率与心室率相等。

5.频率

成人 P 波频率 100～160 次/分，多在 130 次/分左右，个别可达 160～180 次/分。婴幼儿的心率较成人略高，不同年龄窦性心动过速的诊断标准不同，如 1 岁以内应＞140 次/分，1～6 岁应＞120 次/分，6 岁以上与成人相同，应＞100 次/分，通常不超过 160 次/分。个别婴幼儿的窦性心动过速频率可达 230 次/分左右。

对于阵发性的窦性心动过速，可通过 24 小时动态心电图监测，其特点表现如下。

（1）一过性窦性心动过速的窦性 P 波频率逐渐加快至 100 次/分以上，持续数秒至数分钟后逐渐减慢至原有水平,心动过速时 P 波形态与正常窦性 P 波的形态相同。

（2）持续性窦性心动过速 24 小时动态心电图记录的 P 波总数应＞14.4 万次。

（3）窦性心动过速时 24 小时动态心电图记录到的其他伴随情况:①P 波振幅变尖或增高,提示激动起源于窦房结头部;②P-R 段下移系受心房复极波的影响所致;③可有不同程度的继发性 ST-T 改变或原有 ST-T 改变,当发生窦性心动过速时恢复正常;④Q-T 间期缩短;⑤出现快心率依赖型阻滞期前收缩等心律失常。

(四)治疗

窦性心动过速的治疗原则以消除诱因、治疗原发病和对症处理为主。窦性心动过速主要由生理或心外因素所致者,大多不需特殊治疗。窦性心动过速的治疗应主要治疗原发病,必要时辅以对症治疗。如由心力衰竭引起的窦性心动过速,应用洋地黄制剂、利尿药和血管扩张药等。窦性心动过速的纠正,常作为左心衰竭控制的指标之一。

非心力衰竭所致的窦性心动过速的治疗,如甲状腺功能亢进症所引起的窦性心动过速,可以应用 β 受体阻滞剂。洋地黄过量也可引起窦性心动过速。以交感神经兴奋和儿茶酚胺增高为主所致的窦性心动过速患者,可选用 β 受体阻滞剂、镇静药等。

急性心肌梗死患者合并窦性心动过速时,在无明确的心功能不全时,窦性心律持续＞110 次/分时,为减慢心率,可临时试用小剂量 β 受体阻滞剂如口服美托洛尔或钙通道阻滞剂如口服地尔硫䓬等。

二、窦性心动过缓

(一)病因

窦性心动过缓的病因可分为心内因素和心外因素。心外因素所致的窦性心动过缓,绝大多数伴有迷走神经亢进现象,是神经性的,心率不甚稳定。当自主神经张力改变时,如深呼吸、运动、注射阿托品等后常有心率的变化,P-R 间期可略有延长。心内因素导致的窦性心动过缓可能是由以下原因引起的。

1.迷走神经兴奋

大多通过神经(主要为迷走神经兴奋)、体液机制经心脏外神经而起作用,或是直接作用于窦房结而引起窦性心动过缓。

2.窦房结功能受损

窦房结功能受损指由窦房结受损(如炎症、缺血、中毒或退行性变的损害等)而引起的窦性心动过缓。此外,可见于心肌受损如心肌炎、心包炎、心肌硬化等,也可能为一过性的窦房结炎症、缺血及中毒性损害所致。

3.急性心肌梗死

窦性心动过缓的发生率为 20%～40%,在急性心肌梗死发病早期发生率最高(特别是下壁梗死)。

(二)临床表现

轻重不一,可呈间歇性发作。多以心率缓慢所致心、脑、肾等脏器血供不足症状为主。轻者乏力、头晕、记忆力差、反应迟钝等,严重者可有黑矇、晕厥或阿-斯综合征发作。部分严重患者除可引起心悸外,还可加重原有心脏病症状,引起心力衰竭或心绞痛。心排血量过低严重影响肾脏等脏器灌注,还可致少尿等。

(三)诊断与鉴别诊断

1.心电图表现

(1)窦性 P 波的形态:窦性心动过缓与窦性心动过速时 P 波形态有较大差异,这是由于窦性心动过缓时窦房结的起搏点多位于尾部,其发出的激动多沿中结间束下传;而窦性心动过速时窦房结的起搏点多位于头部,激动多沿前结间束下传。虽然窦房结的头、尾相差仅 15 mm,但由于结间束优先传导的特点,所以两者的窦性 P 波形态有差异,Ⅱ、Ⅲ 导联的 P 波较正常窦性心律的 P 波稍低平。

(2)窦性 P 波的频率:成人应<60 次/分,通常为 40～59 次/分,多在45 次/分以上。亦有慢至 35 次/分左右者甚至有 20 次/分的报告,<45 次/分为严重的窦性心动过缓。婴幼儿窦性心动过缓的心率,在 1 岁以下应<100 次/分,1～6 岁应<80 次/分,6 岁以上应<60 次/分。

(3)P-R 间期 0.12～0.25 秒。

(4)QRS 波:每个 P 波后紧随一正常的 QRS 波,形态、时限均正常。

(5)T 波、U 波:窦性心动过缓时正常,也可表现 T 波振幅较低,U 波常较明显。

(6)Q-T 间期按比例延长,但校正后 Q-Tc 间期则在正常范围内。正常 Q-Tc 间期应≤0.42 秒。

2.与窦性心动过缓鉴别

(1)Ⅱ度窦房传导阻滞:当发生 2:1 或 3:1 窦房传导阻滞时,心率很慢,类似窦性心动过缓。两者可依据下列方法鉴别,经阿托品注射或体力活动后(可做蹲下、起来运动),窦性心动过缓者的窦性心律可逐渐加快,其增快的心率与原有心率不成倍数关系;而窦房传导阻滞者心率可突然增加 1 倍或成倍增加,窦房传导阻滞消失。

(2)未下传的房性期前收缩二联律:未下传的房性期前收缩 P′波,一般是较易识别的。但当 P′波重叠于 T 波上不易分辨时可被误认为窦性心动过缓。

(3)房性逸搏心律较少见,其 P′波形态与窦性心律的 P 波明显不同,但如果房性逸搏点位置接近窦房结时,则其 P′波与窦性 P 波在形态上不易区别。其鉴别点为:①房性逸搏心律通常持续时间不长,运动或注射阿托品可使窦性心律加快,房性逸搏心律消失;②房性逸搏心律规则,而窦性心动过缓常伴有窦性心律不齐。

(四)治疗

窦性心动过缓的治疗包括针对原发病治疗以及对症、支持治疗。如心率不低于每分钟 50 次,无症状者,无须治疗,如心率低于每分钟 50 次,且出现症状者可用提高心率药物(如阿托品、麻黄碱或异丙肾上腺素),或可考虑安装起搏器,对于显著窦性心动过缓伴窦性停搏且出现晕厥者应安装人工心脏起搏器。

对窦性心动过缓者均应注意寻找病因,大多数窦性心动过缓无重要的临床意义,不必治疗。在器质性心脏病(尤其是急性心肌梗死)患者,由于心率很慢可使心排血量明显下降而影响心、脑、肾等重要脏器的血液供应,症状明显,此时应使用阿托品(注射或口服)、氨茶碱,甚至可用异丙肾上腺素静脉滴注,以提高心率。对窦房结功能受损所致的严重窦性心动过缓的患者,心率很慢,症状明显,甚至有晕厥发生,药物治疗效果欠佳者,需要安装永久性人工心脏起搏器,以防突然出现窦性停搏。对器质心脏病伴发窦性心动过缓又合并窦性停搏或较持久反复发作窦房传导阻滞而又不出现逸搏心律、发生过晕厥或阿-斯综合征、药物治疗无效者,应安装永久性人工心脏起搏器。由颅内压增高、药物、胆管阻塞等所致的窦性心动过缓应首先治疗病因,结合心率缓慢程度以及是否引起心排血量的减少等情况,适当采用提高心率的药物。

三、病态窦房结综合征

(一)病因及临床表现

引起病态窦房结综合征的病因包括退行性变、冠心病、心肌病、心肌炎、风湿性心脏病、外科手术损伤、高血压等。其临床表现轻重不一,可呈间歇发作性,多以心率缓慢所致脑、心、肾等脏器供血不足尤其是脑血供不足症状为主。轻者乏力、头昏、眼花、失眠、记忆力差、反应迟钝或易激动等,易被误诊为神经官能症,老年人还易被误诊为脑血管意外或衰老综合征。严重者可引起短暂黑矇、近乎晕厥、晕厥或阿-斯综合征发作。部分患者合并短阵室上性快速心律失常发作,又称慢快综合征。快速心律失常发作时,心率可突然加速达 100 次/分以上,持续时间长短不一,心动过速突然终止后可有心脏暂停伴或不伴晕厥发作。严重心动过缓或心动过速除引起心悸外,还可加重原有心脏病症状,引起心力衰竭或心绞痛。心排血量过低严重影响肾脏等脏器灌注,还可致尿少、消化不良。慢快综合征还可能导致血管栓塞症状。

(二)症状体征

本病是在持续缓慢心率的基础上,间有短暂的窦性心律失常发作。与中青年人比较,老年患者有以下特点。①双结病变多见:窦房结病变引起显著的窦性心动过缓、窦房传导阻滞及窦性静止,在此基础上如交界性逸搏出现较迟(≥2 秒)或交界性逸搏心率缓慢(<35 次/分)或伴房室传导阻滞者,说明病变累及窦房结和房室结,称为双结病变。老年人双结病变明显多于中青年人,提示老年患者病变广泛,病情严重。②慢快综合征常见:老年患者在持续缓慢心率的基础上,较易出现短暂的快速心律失常(室上性心动过速、心房扑动、心房颤动),说明有心房病变,如伴有房室或束支传导阻滞,提示整个传导系统病变。③心、脑、肾缺血表现较突出:心率<40 次/分,常有脏器供血不足的表现,轻者乏力、头昏、眼花、失眠、记忆力减退、反应迟钝,重者发生阿-斯综合征。

(三)诊断检查

诊断本病应以心律失常为依据,症状仅作参考,中青年人常用阿托品、异丙肾上腺素试验及经食管心房调搏等检查来确诊,但老年人不宜或不能行上述检查,而动态心电图基本能达到确诊目的。如最慢窦性心律<40 次/分,最长 RR<1.6 秒,则可诊断。

(四)治疗

病态窦房结综合征的治疗应针对病因,无症状者可定期随访,密切观察病情。心率缓慢显著或伴自觉症状者可试用阿托品、茶碱类口服。双结病变、慢快综合征以及有明显脑血供不足症状如近乎昏厥或昏厥的患者宜安置按需型人工心脏起搏器。合并快速心律失常的,安装起搏器后再加用药物控制快速心律失常发作。病态窦房结综合征患者禁用可能减慢心率的药物如降压药、抗心律失常药、强心药、β肾上腺素受体阻断药及钙通道阻滞剂等。心房颤动或心房扑动发作时,不宜进行电复律。本病治疗困难,因为对缓慢心率缺乏有效而无不良反应的药物,使用防治快速心律失常药物又加重心率缓慢,且快速心律转为缓慢心律时心跳停顿时间较长。

四、窦房传导阻滞

(一)病因

窦房传导阻滞少数可为家族性,大多见于器质性心脏病患者,冠心病是最常见的病因,约占40%,因心肌缺血导致窦房结周围器质性损害。其中,急性下后壁心肌梗死时窦房传导阻滞发生率为3.5%。此外,也见于高血压性心脏损害、风湿性心脏病、心肌病、先天性心脏病、慢性炎症或缺血所致的窦房结及其周围组织病变等。此外,其他原因也可引起本病,包括:①高钾血症、高碳酸血症、白喉、流行性感冒(流感)等;②窦房结周围区域的退行性硬化、纤维化、脂肪化或淀粉样变;③药物中毒以及大剂量使用普罗帕酮亦可引起,但多为暂时性的,如洋地黄、胺碘酮、β受体阻滞剂等;④迷走神经张力增高或颈动脉窦过敏的健康人,可用阿托品试验证实;⑤可见于静脉推注硫酸镁所致(注射速度过快所致),低钾血症血钾<2.6 mmol/L时也可发生。

(二)临床表现

窦房传导阻滞可暂时出现,也可持续存在或反复发作。窦房传导阻滞患者常无症状,也可有轻度心悸、乏力感以及"漏跳",心脏听诊可发现心律不齐、心动过缓、"漏跳"(长间歇)。如果反复发作或长时间的阻滞,可发生连续心搏漏跳,而且无逸搏(心脏高位起搏点延迟或停止发放冲动时,低位起搏点代之发放冲动而激动心脏的现象)出现,则可出现头晕、晕厥、昏迷、阿-斯综合征等。另外,尚有原发病的临床表现。

(三)诊断

由于体表心电图不能显示窦房结电活动,因而无法确立第Ⅰ度窦房传导阻滞的诊断。第Ⅲ度窦房传导阻滞与窦性停搏鉴别困难,特别当发生窦性心律失常时。第Ⅱ度窦房传导阻滞分为两型:莫氏Ⅰ型即文氏阻滞,表现为P-P间期进行性缩短,直至出现一次长P-P间期,该长P-P间期短于基本P-P间期的两倍;莫氏Ⅱ型阻滞时,出现的一系列的P-P间期相等,但可突然出现P波脱漏,而出现长P-P间期。长P-P间期为基本P-P间期的整倍数。

(四)治疗

治疗窦房传导阻滞时,主要治疗原发病。对暂时出现又无症状者可进行密切观察,不需要特殊治疗,患者多可恢复正常。对频发、反复、持续发作或症状明显者,可口服或静脉、皮下注射阿托品,另外,可口服麻黄碱或异丙肾上腺素,严重病例可将异丙肾上腺素加于 5% 葡萄糖注射液中缓慢静脉滴注。对发生晕厥、阿-斯综合征并且药物治疗无效者应及时植入人工心脏起搏器。

第二节　室性心律失常

室性心律失常指起源于心室的心律失常,是常见的心律失常,包括室性期前收缩(室早)、室性心动过速(室速)、心室颤动(室颤)等。

一、室性期前收缩

室性期前收缩是由希氏束分支以下异位起搏点提前产生的心室激动,中老年人多见,有的可无明显临床症状,有的可导致严重后果不容忽视。常见于冠心病、风湿性心脏病与二尖瓣脱垂患者。

(一)临床表现

一般偶发的期前收缩不引起任何不适。当期前收缩频发或连续出现时,可使心排血量下降及重要器官灌注减少,可有心悸、胸闷、乏力、头昏、出汗、心绞痛或呼吸困难等症状。听诊时可听到突然提前出现心搏,第一心音较正常响亮,第二心音微弱或听不到,随后有较长的代偿间歇。脉诊可以触到提前出现的微弱脉搏,随后有一较长的代偿间歇。

(二)诊断

心电图表现:①提前发生 QRS 波群,时限通常超过 0.12 秒,宽大畸形,ST段与 T 波的方向与 QRS 主波方向相反,其前无 P 波;②室性期前收缩与其前面的窦性搏动的间期恒定;③完全性代偿间期:即包含室性期前收缩在内,前后两个下传的窦性搏动的间期等于两个窦性 RR 之和;④有室性并行心律的心电图表现。

（三）治疗

经过全面详细的检查不能证明有器质性心脏病的室性期前收缩可认为是良性的，无须治疗。有器质性心脏病并具有下列条件之一者认为是具有潜在恶性或恶性室性期前收缩，必须治疗：①频率平均≥5次/分者；②多形性或多源性，但要注意除外房性期前收缩伴差异传导；③呈二联律或三联律；④连续3个以上呈短暂阵发性室性心动过速；⑤急性心肌梗死，即使偶发室性期前收缩，亦应及时治疗。

其治疗包括针对病因治疗、抗心律失常药治疗和射频消融治疗。

二、阵发性室性心动过速

由心室异位激动引起的心动过速，起始和终止突然，频率150～250次/分，规则，称为阵发性室性心动过速，若持续30秒以上称为持续性室性心动过速。

（一）病因

阵发性室性心动过速多见于器质性心脏病如冠心病、心肌病、心肌炎、心肌梗死等，此外，可见于药物中毒如抗心律失常药、氯喹、洋地黄及拟交感神经药过量等，少数见于无器质性心脏病。

（二）临床表现

阵发性室性心动过速突然发作，可持续数分钟、数小时或数天。发作时心率不过快、又无器质性心脏病者症状轻微，可仅有心悸。有器质性心脏病且心室率较快时，由于心排血量降低，常有心悸、气短、胸闷、头晕，严重时可出现晕厥、心力衰竭、心绞痛、休克，少数可发展为心室扑动或心室颤动。听诊发现心率快，150～260次/分，心律规则或有轻度不齐，心尖部第一心音响度改变及大炮音，可有第一心音宽分裂，刺激迷走神经不能终止发作。

（三）诊断

心电图特征表现：①3个或以上的室性期前收缩连续出现。②QRS波群宽大畸形，时限超过0.12秒，ST-T波方向与QRS波群主波方向相反。③心室率通常为100～250次/分，心律规则，但也可轻度不规则。④心房独立活动与QRS波群无固定关系，形成室房分离。偶尔个别或所有心室激动逆传夺获心房。⑤心室夺获与室性融合波。⑥室性融合波、心室夺获、全部心前区导联QRS波群主波方向呈同向性等心电图表现提示室性心动过速。

（四）治疗

其治疗包括电复律治疗、病因治疗、抗心律失常药治疗及射频消融治疗。

三、心室扑动与心室颤动

心室扑动与心室颤动是严重的异位心律，心室丧失有效的整体收缩能力，而是被各部心肌快而不协调的颤动所代替。两者的血流动力学的影响均相当于心室停搏。心室扑动常为心室颤动的前奏，也常是临终前的一种致命性心律失常。

（一）病因

心室扑动与心室颤动的病因可包括以下几种。①急性冠状动脉综合征：不稳定型心绞痛、急性心肌梗死、心功能不全；②扩张型和肥厚型心肌病；③心房颤动伴预激综合征；④长 QT 综合征、Brugada 综合征等心脏离子通道病；⑤病态窦房结综合征或完全性房室传导阻滞所致严重心动过缓；⑥电击或雷击；⑦继发于低温；⑧药物毒副作用：洋地黄、肾上腺素类及抗心律失常等药物。

（二）临床表现

临床症状包括发病突然、意识丧失、抽搐、呼吸停顿甚至死亡。听诊心音消失，无大动脉搏动，血压测不出，发绀和瞳孔散大等。

（三）诊断

诊断依据心电图特征。

1.心室扑动

QRS 波群和 T 波难以辨认，代之以较为规则、振幅高大的正弦波群，每分钟 150～300 次（平均约 200 次）。

2.心室颤动

波形、振幅与频率均极不规则，无法辨认 P 波、QRS 波群、ST 段与 T 波，频率达 150～300 次/分。

（四）治疗

（1）直流电复律和除颤为治疗心室扑动和心室颤动的首选措施，应争取在短时间内（1～2 分钟）给予非同步直流电除颤，一般用 300～400 J 电击若无效可静脉或气管注入、心内注射肾上腺素或托西溴苄铵或利多卡因，再行电击，可提高成功率。若在发病后 4 分钟内除颤，成功率 50% 以上，4 分钟以后仅有 4%。若身边无除颤器应首先作心前区捶击 2～3 下，捶击心脏不复跳，立即进行胸外心脏按压，70～80 次/分。

（2）药物除颤:静脉注射利多卡因或普鲁卡因胺。若是洋地黄中毒引起心室颤动,应用苯妥英钠静脉注射。

（3）经上述治疗恢复自主心律者,可持续静脉滴注利多卡因或普鲁卡因胺维持。此外,托西溴苄铵、索他洛尔、胺碘酮静脉滴注,也有预防心室颤动的良好疗效。洋地黄中毒者可给苯妥英钠。

（4）在坚持上述治疗的同时要注意保持气道通畅,坚持人工呼吸,提供充分氧气。

（5）在抢救治疗的同时,还应注意纠正酸碱平衡失调和电解质紊乱。因为心室扑动、心室颤动持续时间稍长,体内即出现酸中毒,不利于除颤。此时可给11.2％乳酸钠或4％～5％碳酸氢钠静脉滴注。

第三节　房性心律失常

房性心律失常是指由心房引起的心动频率和节律的异常。房性心律失常包括房性期前收缩、房性心动过速、心房扑动、心房颤动。根据房性心律失常的类型的不同,各自的表现和治疗方式也有所不同。

一、房性期前收缩

房性期前收缩,起源于窦房结以外心房的任何部位。正常成人进行 24 小时心电检测,约 60％的人有房性期前收缩发生。各种器质性心脏病患者均可发生房性期前收缩,并经常是快速性房性心律失常出现的先兆。

（一）病因

引起房性期前收缩的原因很多,主要包括以下几个方面。①器质性心脏病:任何器质性心脏病均可发生,多见于冠心病、风湿性心脏病、肺心病(尤其是多源性房性期前收缩)、心肌炎、高血压性心脏病、心力衰竭、急性心肌梗死等。②药物及电解质:洋地黄、普鲁卡因胺、肾上腺素、异丙肾上腺素及各种麻醉药等的应用均可出现房性期前收缩。在酸碱平衡失调、电解质紊乱时,如低钾血症、低钙血症、低镁血症、酸碱中毒等亦可出现房性期前收缩。③神经异常状态:房性期前收缩的出现可无明显诱因,但与情绪激动、血压突然升高、过多饮酒、吸烟、喝浓茶、喝咖啡、便秘、腹胀、消化不良、失眠、体位突然改变等因素有关。此原因所致的房性期前收缩在睡眠前或静止时较易出现,在运动后或心率增快后减少或消失。还可因心脏的直接机械性刺激(如心脏手术或心导管检查等)引起房性期前收缩。④内分泌疾病:甲状腺功能亢进症、肾上腺疾病等。⑤正常健康心脏:房性期前收缩在各年龄组正常人群中均可发生,儿童少见。中老年人较多见。可能是由于自主神经功能失调所引起,交感神经或迷走神经亢进均能引起期前收缩。

(二)临床表现

主要症状为心悸、心脏"停跳"感,期前收缩次数过多时自觉"心跳很乱",可有胸闷、心前区不适、头昏、乏力、脉搏有间歇等。也有无症状者。可能因期前收缩持续时间较久,患者已适应。此外,期前收缩的症状与患者的精神状态有密切关系,不少患者的很多症状是由于对期前收缩不正确的理解和恐惧、焦虑等情绪所致。

(三)诊断

根据病因、临床表现及心电图检查即可作出诊断。典型房性期前收缩心电图特点如下。

(1)房性期前收缩的P波提前发生,与窦性P波形态各异。如发生在舒张早期,适逢房室结尚未脱离前次搏动的不应期,可产生传导中断(称为阻滞的或未下传的房性期前收缩)或缓慢传导(下传的P-R间期延长)现象。

(2)发生很早的房性其前收缩的P波可重叠于前面的T波之上,且不能下传心室,故无QRS波发生,易误认为窦性停搏或窦房传导阻滞。

(3)应仔细检查T波形态是否异常加以识别。

(4)房性期前收缩使窦房结提前发生除极,因而包括其前收缩在内的前后两个窦性P波的间期,短于窦性P-P间期的两倍,称为不完全性代偿间歇。若房性期前收缩发生较晚,或窦房结周围组织的不应期长,窦结的节律未被扰乱,期前收缩前后P-P间期恰为窦性者的两倍,称为完全性代偿间歇。

(5)房性期前收缩发生不完全性代偿间歇居多。房性期前收缩下传的QRS波群形态通常正常,有时亦可出现宽阔畸形的QRS波群,称为室内差异性传导。

(四)治疗

房性期前收缩通常无须治疗。当明显症状或因房性期前收缩触发室上性心动过速时,应给予治疗。吸烟、饮酒与咖啡因可诱发房性期前收缩,应劝导患者戒除或减量。治疗药物包括镇静药、β受体阻滞剂等,亦可选用洋地黄或钙通道阻滞剂。

二、房性心动过速

房性心动过速简称房速。根据发生机制与心电图表现的不同,可分为自律性房性心动过速、折返性房性心动过速与混乱性房性心动过速 3 种。

(一)病因

大多数伴有房室传导阻滞的阵发性房性心动过速因心房局部自律性增高引起。心肌梗死、慢性肺部疾病、大量饮酒以及各种代谢障碍均可导致房性心动过速。洋地黄类药物服用过量,导致洋地黄中毒,特别在低钾血症时易发生此种心律失常。折返性房性心动过速多发生在手术瘢痕或解剖缺陷的邻近部位。紊乱性房性心动过速即多源性房性心动过速,常发生于患慢性阻塞性肺病或充血性心力衰竭的老年人,也可见于洋地黄中毒与低钾血症患者,紊乱性房性心律易蜕变为心房颤动。

通过普通的方法很难明确局灶冲动的产生机制。已有的资料提示,引起局灶电活动的原因可能有自律性异常过高,延迟后除极引起的触发活动或微折返。房性心动过速开始发作时常常有频率的逐渐增加和(或)房性心动过速终止之前有频率的逐渐降低,上述现象提示自律性异常可能是局灶性房性心动过速的主要机制。

(二)临床表现

房性心动过速患者可出现心悸、头晕、疲乏无力、胸痛、呼吸困难及晕厥等症状。发作可呈短暂、阵发性或持续性。局灶性房性心动过速的频率多在 130～250 次/分,受儿茶酚胺水平和自主神经张力的影响。当房室传导比率发生变动时,听诊心律不齐,第一心音强度不等。颈静脉可见 a 波数目超过听诊心搏次数。

(三)诊断

主要根据病因、临床表现及心电图检查作出诊断。其心电图的表现如下:①心房率通常为 150～200 次/分;②P 波形态与窦性者不同,根据心房异位激动灶的部位或房性心动过速发生的机制不同而形态各异;③常出现二度Ⅰ型或Ⅱ型房室传导阻滞,呈现 2:1 房室传导者亦属常见;④P 波之间的等电线仍存在(与典型心房扑动时等电线消失不同);⑤刺激迷走神经不能终止心动过速,仅加重房室传导阻滞;⑥发作开始时心率逐渐加速。

Holter 同样可以诊断房性心动过速,如果患者心慌发作时间短,来不及发作当时做心电图,但发作比较频繁,可做 24 小时或 48 小时动态心电图(即常说的Holter)监测来确诊房性心动过速。动态心电图会连续记录下患者 24 小时所有心电信号,通过计算机分析,发现事件,得出诊断。

(四)治疗

房性心动过速合并房室传导阻滞时,心室率通常不太快,不会导致严重的血流动力学障碍,患者通常不会有生命危险,因此无须紧急处理。若心室率达140 次/分以上,由洋地黄中毒所致,或有严重充血性心力衰竭或休克征象,应进行紧急治疗。对于不同的诱因应采取不同的处理方法。

1.洋地黄中毒

立即停用洋地黄;如血钾水平不高,首选氯化钾,口服或静脉滴注氯化钾,同时进行心电图监测,以避免出现高钾血症;已有高钾血症或不能应用氯化钾者,可选用 β 受体阻滞剂。心室率不快者,仅需停用洋地黄。

2.非洋地黄中毒引起

积极寻找病因,针对病因治疗;洋地黄、β 受体阻滞剂、非二氢吡啶类钙通道阻滞剂可用于减慢心室率;如未能转复窦性心律,可加用 Ⅰa、Ⅰc 或 Ⅲ 类抗心律失常药;持续性药物治疗无效的房性心动过速可考虑作射频消融。

3.经导管射频消融治疗房性心动过速的适应证

不管房性心动过速的机制是异常自律性、触发活动还是微折返,局灶性房性心动过速都可以通过导管消融其局灶起源点而得到根治,而且目前已经成为持续性房性心动过速尤其是无休止房性心动过速的首选治疗方法。对于药物无效或无休止性的房性心动过速,尤其在出现心律失常性心肌病时,导管消融其局灶起源点是最佳治疗。

三、心房扑动

心房扑动是指快速、规则的心房电活动。在心电图上表现为大小相等、频率快而规则(心房率一般在 240～340 次/分)、无等电位线的心房扑动波。

(一)病因

心房扑动多由房性冲动在右心房内环形折返所致,少数心房扑动由于房性异位灶自律性增高所致。阵发性心房扑动发生于无器质性疾病患者,持续性心房扑动可见于风湿性心脏病、冠心病、肺源性心脏病、酒精性心肌病和甲亢性心脏病等。

(二)临床表现

患者常感觉心慌、胸闷,严重时感觉头晕、头痛,此外患者的症状与原发病存在关联,比如诱发心绞痛、心力衰竭等。查体时患者的心房扑动心室率可规则或不规则,颈静脉搏动次数常为心室率的数倍。按摩颈静脉窦可使心率减慢或不规则,运动可使心率增加。

(三)诊断

主要根据患者的病史、临床表现及心电图表现诊断。心房扑动患者心电图主要表现如下:①P波消失,出现F波,其形态、间距及振幅均相同,呈锯齿状,频率在250～350次/分,F-F之间无等电位线;②QRS波形态和时间正常,或稍有差异;③常见房室传导比例为2∶1,也可呈3∶1、4∶1,房室传导比例不固定者心室率可不规则;④有时F波频率和形态不是绝对规则,称不纯性心房扑动或心房扑动-颤动。

(四)治疗

心房扑动的治疗包括:①病因治疗;②转复心律:包括同步电复律、经食管心房调搏术、经导管射频消融术和药物复律;③控制心室率:可选β受体阻滞剂或维拉帕米,伴心力衰竭时首选洋地黄;④抗凝治疗。

四、心房颤动

心房颤动简称房颤,是最常见的心律失常之一,是由心房主导折返环引起许多小折返环导致的房律紊乱。它几乎见于所有的器质性心脏病,在非器质性心脏病也可发生。可引起严重的并发症,如心力衰竭和动脉栓塞,严重威胁人体健康。临床上根据心房颤动的发作特点,将心房颤动分为阵发性心房颤动(心房颤动发生时间＜7小时,常＜24小时,可自行转复为窦性心律)、持续性心房颤动(心房颤动发生时间＞2天,多需电转复或药物转复)、永久性心房颤动(不可能转为窦性心律)。

(一)病因

多种疾病均可导致心房颤动的发生,主要包括以下几种。

1.风湿性心脏瓣膜病

风湿性心脏瓣膜病仍是心房颤动的最常见原因,尤其多见于二尖瓣狭窄合并关闭不全。其中二尖瓣狭窄患者当中,心房颤动为41%。

2.冠心病

随着冠心病发病率的增加,在很多国家和地区,冠心病已成为心房颤动的首要原因。

3.心肌病

各种类型的心肌病均可以发生心房颤动,发生率在10％～50％,成人多见,儿童也可发生,以原发性充血性心肌病为主,约占20％。

4.原发性高血压

原发性高血压在心房颤动原因中的比率为9.3％～22.6％。心房颤动的发生与原发性高血压所致肥厚心肌的心电生理异常、肥厚心肌缺血及肥厚心肌纤维化有关。

5.缩窄性心包炎

一般患者的发病率为22％～36％,高龄患者心房颤动的发生率可达70％,心包积液患者也可伴发心房颤动。

6.肺心病

肺心病发生心房颤动的原因与肺内反复感染、长期缺氧、酸中毒及电解质紊乱有关。

7.先天性心脏病

在先天性心脏病中,心房颤动主要见于房间隔缺损患者。

8.病态窦房结综合征

当窦性心动过缓时,心房的异位兴奋性便增强,易于发生心房颤动。

9.预激综合征

预激综合征的主要并发症是阵发性房室折返性心动过速,其次为心房颤动,一般认为心室预激的心房颤动发生率与年龄有关,儿童患者很少发生,而高龄患者则心房颤动发生率较高。

10.甲亢

心房颤动是甲亢的主要症状之一,甲亢患者中心房颤动的发生率在15％～20％,老年人甲亢者可能存在心肌的器质性损害,易发生慢性心房颤动。

(二)临床表现

1.症状

心房颤动发作时,除基础心脏病引起的血流动力学改变外,由于心房颤动使心房的收缩功能丧失,心室收缩变得不规律,心室率增快,患者最常见的症状是心慌。如合并冠心病,患者可出现心绞痛、眩晕、晕厥,严重可出现心力衰竭及休克。如合并风湿性心脏病二尖瓣狭窄者,常诱发急性肺水肿,伴有肺动脉高压者可发生咯血。

某些慢性心房颤动,患者可以无任何症状,尤其在老年人多见,常在体检或心电图检查时发现。

2.体征

对于原有心脏病的患者,心房颤动者体征因原发心脏病的不同而不同。听诊可发现心尖部第一心音强弱不等,心律绝对不齐,脉搏短绌。此外,心房颤动患者可发生脑、肺及四肢血管栓塞征,栓塞的发生率与年龄、心房大小和基础心脏病有关。心房颤动患者脑梗死发生率比正常人群高5倍。

(三)诊断

心房颤动患者心电图表现为:①P波消失代之以振幅、形态、节律不一的f波,频率为350～600次/分,f波可以相当明显,类似不纯心房扑动,也可以纤细而难以辨认;②RR间距绝对不规则。患者一般有病理和生理传导性异常,有时可与其他类型的心律失常并存,如期前收缩、阵发性室上性或室性心动过速,以及各种房室传导阻滞等,而使心电图表现不典型。

(四)治疗

1.病因治疗

积极治疗原发性心脏病才容易使心房颤动转复为窦性心律,并使之转复后长期维持,即使不能治愈病因,能解除血流动力学异常也很重要。在缺血性心脏病、高血压性心脏病、心肌病等所致心房颤动者,当心肌缺血改善,心力衰竭纠正,在血压控制良好的情况下,心房颤动转复的机会增加,并能长时间维持窦性心律。风湿性心脏病二尖瓣狭窄并心房颤动患者,实行手术去除病因后许多患者能在复律后长期维持窦性心律。

2.药物治疗

药物治疗包括药物复律、控制心室率及抗凝治疗。

3.射频消融治疗

射频消融主要应用于抗心律失常药无效,或有明显症状的阵发性心房颤动患者及心室率不易控制的持续心房颤动患者。目前常用的是肺静脉隔离术,Carto的引导使得射频消融术更加精确。

第四节　房室交界区心律失常

房室交界区心律失常是由房室结及其周围组织引起的心律失常,常见类型包括房室交界区性期前收缩、交界区性逸搏与逸搏心律、非阵发性交界区性心动过速、房室结折返性心动过速、预激综合征。

一、房室交界区性期前收缩

房室交界区性期前收缩又称为房室交界区性期前收缩,指起源于房室交界区域的期前激动。房室交界区域包括房室结、心房下部和希氏束。房室交界区性期前收缩可见于无或有器质性心脏病的患者。

(一)病因及临床表现

病因与临床表现和房性期前收缩相似。

(二)诊断

房室交界区性期前收缩依据心电图而诊断。其心电图特征为交界区提前出现的激动向上逆传心房产生逆行 P 波,向下激动心室产生提前的 QRS 波;逆传 P 波出现在 QRS 波之前(P-R 间期<0.12 秒)、之后(P-R 间期<0.20 秒)或埋藏在 QRS 波之中;QRS 波多形态正常,一般多出现完全性代偿间歇,若存在室内差异传导,则出现宽大畸形的 QRS 波,不易与室性期前收缩鉴别。

(三)治疗

房室交界区性期前收缩一般不需要治疗,重点为治疗原发病。

二、房室交界区性逸搏与逸搏心律

当窦房结或心房内的激动,不能按时传到房室交界区,其间歇超过交界区组织内潜在起搏点的自律周期的时限时,此潜在起搏点即发放冲动,由此引起的一次异位心搏,称为交界区性逸搏。连续3个或 3 个以上的交界区性逸搏即构成交界区性逸搏心律。

(一)病因与发病机制

房室交界区性逸搏或逸搏心律既可以是对迷走神经刺激的反应,也可以见于病理情况如严重的心动过缓或房室传导阻滞,此时的房室交界区性逸搏和逸搏心律可替代高位节律点激动心室。在正常情况下,房室交界区并不表现出自律性,为潜在心脏起搏点。当窦房结的频率低于房室交界区,或者窦房结的冲动未能传导至房室交界区,后者可以发放冲动而引起逸搏,连续出现的逸搏形成逸搏心律。可见于心脏结构正常或有器质性心脏病的患者。

(二)临床表现

患者可有胸闷、头昏、乏力,与心动过缓有关。若心房收缩正逢三尖瓣处于关闭状态,查体时可见颈静脉搏动时的大 a 波。

(三)诊断

心电图特征:在长于正常窦性 P-P 间期的间歇之后出现一个正常的 QRS 波,P 波缺如,或可见逆行性 P 波位于 QRS 波之前或之后;有时也可以见到未下传到心室的窦性 P 波,即 QRS 波前有窦性 P 波,P-R 间期<0.12 秒;房室交界区性逸搏的频率多为 40～60 次/分,QRS 波形态多正常。

(四)治疗

需要根据具体情况进行个体化治疗,有些情况可能不需要任何治疗,但有些情况时需应用增加逸搏频率和改善房室传导的药物,或给予心脏起搏治疗。

三、非阵发性房室交界区性心动过速

(一)病因与发病机制

非阵发性房室交界区性心动过速与房室交界区自律性增高或触发活动有关,多见于急性下壁心肌梗死、心肌炎、心脏手术后,偶见于正常人。服用洋地黄过程中出现非阵发性房室交界区性心动过速多提示洋地黄中毒。

(二)临床表现

患者可表现为阵发性心悸、胸闷、头晕以及原有心脏病症状加重,但一般没有明显的血流动力学改变。洋地黄中毒者还会有洋地黄中毒的其他表现。

(三)诊断

心电图特征:非阵发性房室交界区性心动过速的发作渐始渐止,心率逐渐变化,心动过速频率多为 70～130 次/分;QRS 波多呈室上性,其前或后可伴逆行 P 波;心电图多呈规则节律,但洋地黄中毒常合并房室交界区文氏传导阻滞而表现不规则的心室节律;多数情况下,心房活动由窦房结或心房异位节律点支配,表现为房室分离。

（四）治疗

首先应治疗基础疾病。血流动力学稳定的患者可以密切观察而无须特殊处理。若怀疑为洋地黄中毒，则必须停用洋地黄，同时给予钾盐。

四、房室结折返性心动过速

房室结折返性心动过速是阵发性室上性心动过速的一种常见类型，一般不伴有器质性心脏病，可发生于不同年龄和性别。

（一）发病机制

其发病机制是由于房室结内（或房室交界区）存在着电生理特性不同的两条传导通路，即房室结双径路，其中快径路表现为不应期长、传导速度快；慢径路表现为不应期短、传导速度慢。房室结折返性心动过速可分为慢-快型（常见型）和快-慢型（少见型）两种类型。慢-快型者冲动经慢径路下传，经快径路逆传；快-慢型者冲动经快径路下传，经慢径路逆传。

（二）临床表现

其症状与有无器质性心脏病、心动过速时的心室率以及发作持续时间有关。心动过速呈突发突止的特点，轻者可有心悸、胸闷、紧张和焦虑；重者可出现心绞痛、心力衰竭、晕厥甚至休克。如果发作时心室率过快，或心动过速终止时未能及时恢复窦性心律可发生晕厥。查体时可见心率增快、第一心音强度固定和心室律绝对规则。不伴有器质性心脏病的患者通常预后良好。

（三）诊断

心电图特征：起始突然，常由房性期前收缩诱发；QRS 波呈室上性；心率为 130～250 次/分，成人多为 150～200 次/分，儿童可能更快，偶有低于 130 次/分的情况；慢-快型者 P 波常埋于 QRS 波内不易辨认，也可在 QRS 起始形成假性 q 波，或在 QRS 终末形成假性 s 波或 r′ 波；快-慢型者可见逆行 P 波，$RP' > P'R$；少数患者由于心动过速频率过快可能出现 QRS 电交替现象。

（四）治疗

心动过速急性发作的处理选择治疗措施时应根据患者的病史、是否伴有器质性心脏病以及症状的耐受程度等综合考虑。

1. 刺激迷走神经

Valsalva 动作、颈动脉窦按压，以及双手用力握拳做下蹲动作，诱导恶心，将面部浸于冷水内等。

2.药物终止心动过速

静脉用药过程中应持续监测心电图变化。常用药物有腺苷、钙通道阻滞剂、洋地黄和β受体阻滞剂等，Ⅰa和Ⅰc类抗心律失常药虽能阻断快径路逆向传导，但很少用于室上性心动过速(PSVT)的复发。

3.直流电复律

对于血流动力学不稳定的患者尽早考虑电复律。电复律时使用能量10～50 J。

4.经食管心房调搏

经食管心房调搏用于药物禁忌、药物无效和有电复律禁忌证的患者。

此外，针对已经转复的患者，可考虑采取措施预防复发，可采取以下方案。

(1)药物预防：事先应评价患者是否有必要长期应用抗心律失常药预防心动过速反复发作。对于心动过速偶发、发作持续时间短、发作时心率不是很快、症状不重的患者可不必长期使用药物预防其发作。

(2)导管射频消融：导管射频消融是根治阵发性室上性心动过速的成熟方法，具有安全、迅速和有效的优点。对于房室结折返性心动过速，目前主要采用阻断慢径路传导的方法，根治率高达95%以上。导管射频消融根治房室结折返性心动过速的主要风险是房室传导阻滞和心脏压塞，这些并发症在有经验的心脏中心已极少发生，因此，可作为发作频繁、症状明显患者的首选方法。

第五节　传导阻滞

当心脏的某一部分对激动不能正常传导时称之为心脏传导阻滞。冲动在心脏传导系统的任何部位传导均可发生阻滞，如发生在窦房结与心房之间称窦房传导阻滞；在心房与心室之间称房室传导阻滞；位于心房内称房内传导阻滞；位于心室内称室内传导阻滞。

一、房室传导阻滞

心脏电激动传导过程中，发生在心房和心室之间的电激动传导异常，可导致心律失常，使心脏不能正常收缩和泵血，称为房室传导阻滞。房室传导阻滞可发生在房室结、希氏束以及束支等不同的部位。根据阻滞程度的不同，可分为一度、二度和三度房室传导阻滞。3种类型的房室传导阻滞其临床表现、预后和治疗有所不同。

(一)病因

常见于器质性疾病如冠心病、心肌炎、心肌病、风湿性心脏病、药物中毒、电解质紊乱等,也可见于高钾血症及药物不良反应。偶尔一度和二度Ⅰ型房室传导阻滞可见于正常健康人睡眠时,与迷走神经张力增高有关。

(二)临床表现

一度房室传导阻滞的患者通常无症状。二度Ⅰ型房室传导阻滞的患者可以无症状,如有症状多为心悸或是心搏暂停的感觉。三度房室传导阻滞的患者其症状与心室率的快慢和伴随疾病相关,患者可感到疲倦、乏力、头晕、晕厥、心绞痛等,如并发心力衰竭时会有胸闷、气促及活动受限。

(三)诊断

1.一度房室传导阻滞

一度房室传导阻滞是指从心房到心室的电激动传导速度减慢,心电图表现为 P-R 间期延长超过 0.20 秒,但是每个心房激动都能传导至心室。

2.二度房室传导阻滞

二度房室传导阻滞又分为Ⅰ型(文氏或称莫氏Ⅰ型)和Ⅱ型(莫氏Ⅱ型)。二度Ⅰ型房室传导阻滞是最常见的二度房室传导阻滞类型,是指从心房到心室的传导时间逐渐延长,直到有一个心房的激动不能传递到心室。二度Ⅱ型房室传导阻滞是指心房的激动突然阻滞不能下传至心室,心电图表现为 QRS 波群有间期性脱漏。

3.三度房室传导阻滞

三度房室传导阻滞又称完全性房室传导阻滞,是指全部的心房激动都不能传导至心室,其特征为心房与心室的活动各自独立,互不相干;且心房率快于心室率。

(四)治疗

首先应针对病因治疗,一度和二度Ⅰ型房室传导阻滞无须抗心律失常药,二度Ⅱ型以上的房室传导阻滞可选用 M 受体拮抗药等药物。对于二度Ⅱ型和高度房室传导阻滞伴有心率过慢、血流动力学障碍或阿-斯综合征症状者可选择临时或长久起搏器治疗。

二、室内传导阻滞

心室内传导阻滞指的是希氏束分支以下部位的传导阻滞,一般分为左、右束支传导阻滞及左前分支、左后分支传导阻滞。

(一)病因

右束支传导阻滞较为常见,发生于风湿性心脏病、高血压性心脏病、冠心病、心肌病与先天性心脏病,也可发生于大面积的肺梗死,此外,右束支传导阻滞亦可见于健康人。

左束支传导阻滞常发生于充血性心力衰竭、急性心肌梗死、急性感染、奎尼丁与普鲁卡因胺中毒、原发性高血压、风湿性心脏病、冠心病与梅毒性心脏病。左前分支阻滞较为常见,左后分支阻滞则较为少见。

(二)临床表现

束支及分支传导阻滞本身多无明显症状,多支阻滞可发生心脏停搏而出现心悸、头晕甚至晕厥等症状。

(三)诊断

1.完全性右束支传导阻滞

其主要表现为:①V_1导联呈 rsR 型,r 波狭小,R″波高宽;②V_5、V_6导联呈 qRs 或 Rs 型,S 波宽;③Ⅰ导联有明显增宽的 S 波、aVR 导联有宽 R 波;④QRS≥0.12 秒;⑤T 波与 QRS 波群主方向相反。

2.完全性左束支传导阻滞

其主要表现为:①V_5、V_6导联出现增宽的 R 波,其顶端平坦,模糊或带切迹(M 形 R 波),其前无 q 波;②V_1导联多呈 rS 或 QS 型,S 波宽大;③Ⅰ导联 R 波宽大或有切迹;④QRS≥0.12 秒;⑤T 波与 QRS 波群主波方向相反。

3.左前分支阻滞

其主要表现为:①电轴左偏-45°～-90°;②Ⅰ、aVL 导联为 qR 型,R 波在 aVL>Ⅰ导联;③Ⅱ、Ⅲ、aVF 导联为 rS 型,S 波在Ⅲ导联>Ⅱ导联;④QRS<0.11 秒,大多数正常。

4.左后分支阻滞

其主要表现为:①电轴右偏(达+120°或以上);②Ⅰ、aVL 导联为 rS 型,Ⅱ、Ⅲ、aVL 导联为 qR 型;③QRS<0.11 秒。

5.双束支或多束支分支传导阻滞

常见的双束支传导阻滞为右束支伴左前分支传导阻滞或左后分支,常见的3 支传导阻滞为右束支、左前分支传导阻滞和左后分支传导阻滞。

若两侧阻滞程度不一致,必然造成许多形式的组合,出现间歇性,规则或不规则的左、右束支传导阻滞,同时伴有房室传导阻滞。下传心动周期的 P-R 间期、QRS 波群规律大致如下:①仅一侧束支传导延迟,出现该侧束支阻滞的图形,P-R 间期正常;②如两侧为程度一样的 Ⅰ 度阻滞,则 QRS 波群正常,P-R 间期稍延长;③如两侧传导延迟(一度)而程度不一,QRS 波群呈慢的一侧束支传导阻滞图形,并有 P-R 间期延长,QRS 波群增宽的程度取决于两束支传导速度之差,P-R 间期延长程度取决于下传的束支传导性;④两侧均有二度或一侧为一度,另一侧为二度、三度阻滞,将出现不等的房室传导和束支传导阻滞图形;⑤两侧都阻断,则 P 波之后无 QRS 波群。

(四)治疗

首先,应针对病因治疗,对于单分支传导阻滞通常无须治疗,三支传导阻滞和双束支传导阻滞伴头晕、晕厥者,可以考虑安装人工起搏器。

第六章

冠状动脉性心脏病

第一节　稳定型心绞痛

一、概述

稳定型心绞痛或称稳定劳力性心绞痛,指劳力性心绞痛有固定的诱发因素,发作持续时间较短,休息或含服硝酸甘油可使之迅速缓解,其病程稳定在 1 个月以上。心绞痛这一术语已不限于仅代表由心肌缺血所引起的疼痛表现,而是包括心肌缺血引起的诸多其他不适症状,如极度疲乏和呼吸困难等被视为心绞痛的等同症状。

二、发病机制和病理生理

心肌收缩力、心肌张力和心率决定着心肌的耗氧量,常用"心率×收缩压"来估计心肌的耗氧量。正常情况下,冠状动脉循环具有强大的储备能力,在剧烈体力活动时,冠状动脉扩张,血流量可增加到休息时的 6～7 倍,缺氧时能使血流量增加 4～5 倍;冠状动脉狭窄时,血流量减少,一般尚可满足休息时的心肌供氧。一旦心脏负荷突然增加,如劳力、激动、左心衰竭等,使心肌收缩力增加和心率增快等致心肌耗氧量增加时,心肌对血液的需求增加,超过了心肌的供氧量时即可发生心绞痛。当冠状动脉发生痉挛或因暂时性血小板聚集、一过性血栓形成等,使冠状动脉血流量减少;突然发生循环血流量减少如休克、极度心动过速等冠状动脉血流灌注量骤降,心肌血液供需不平衡,心肌血液供给不足,引起心绞痛。严重贫血的患者,在心肌供血量虽未减少的情况下,可因血液携氧量不足而引起心绞痛。慢性稳定型心绞痛的主要发生机制是在冠状动脉狭窄而供血固定性减少的情况下发生心肌耗氧量的增加。

在缺氧状态下,糖酵解增强,ATP 明显减少,乳酸在短期内骤增,细胞内钙离子浓度降低使心肌收缩功能受损。缺氧也使心肌松弛能力受损,可能与细胞膜上钠-钙离子交换系统的功能障碍及部分肌浆网钙泵对钙离子的主动摄取减少、室壁变得比较僵硬、左心室顺应性减低、充盈的阻力增加等有关。心室的收缩及舒张障碍都可导致左心室舒张期终末压增高,严重可出现肺淤血症状。同时,心肌细胞在缺血性损伤时,细胞膜上的钠-钾离子泵功能受影响,钠离子在细胞内积聚而钾离子向细胞外漏出,使细胞膜在静止期处于低极化或部分除极化状态,在激动时又不能完全除极,产生所谓损伤电流。体表心电图上表现为 ST 段的偏移。

以上各种心肌代谢和心功能障碍常为暂时性和可逆性的,随着血液供需平衡的恢复,可以减轻或者消失。

三、临床表现

(一)症状

心绞痛以发作性胸痛为主要临床表现,疼痛的特点为以下几方面。

1.部位

主要位于胸骨体上段、中段后或心前区,手掌大小范围,可放射至左肩、左臂内侧达无名指和小指,或至颈、咽或下颌部。

2.性质

典型表现为压榨样或紧缩窒息感,偶伴濒死感。发作时,患者往往不自觉地停止进行中的活动,直至症状缓解。

3.诱因

常由体力劳动或情绪激动如愤怒、焦急、过度兴奋等所诱发,饱食、寒冷、吸烟、心动过速、休克等亦可诱发。疼痛发生于劳力或激动的当时,而非劳累后。典型的稳定型心绞痛常在相似的条件下发生,但有时同样的劳力只有在早晨而不是在下午引起心绞痛,提示与晨间痛阈较低有关。

4.持续时间

疼痛出现后常逐步加重,然后在 3～5 分钟内逐渐消失,很少超过半小时。

5.缓解方式

一般在停止诱发症状的活动或舌下含用硝酸甘油几分钟内即可缓解。

值得注意的是心绞痛的症状可表现不典型如上腹痛、牙痛、上颌痛或手臂痛等,但仔细问诊可发现症状均与劳累等心肌耗氧量增加有关,提示心肌缺血。

稳定型劳力性心绞痛发作的性质在 1～3 个月内无改变。根据心绞痛的严重程度及其对体力活动的影响,加拿大心血管学会(CCS)将稳定型心绞痛分为 Ⅳ 级(表 6-1)。

表 6-1 稳定型心绞痛的加拿大心血管学会(CCS)分级

Ⅰ级	一般体力活动如步行或上楼不引起心绞痛,但快速或长时间用力可引起心绞痛发作
Ⅱ级	日常体力活动轻度受限,快速步行或上楼、餐后步行或上楼、寒冷或顶风逆行、情绪激动可发作心绞痛。平地行走两个街区(200～400 m),或以常速上相当于 3 楼以上的高度时能诱发心绞痛
Ⅲ级	日常体力活动明显受限。平地行走 1～2 个街区,或以常速上 3 楼以下的高度时即可诱发心绞痛
Ⅳ级	轻微活动或休息时即可出现心绞痛症状

(二)体征

一般无异常体征,但仔细体检能提供有用的诊断线索,可排除某些引起心绞痛的非冠状动脉疾病如瓣膜病、心肌病等。心绞痛发作时常见心率增快、血压升高、表情焦虑、皮肤湿冷等,有时出现第四或第三心音奔马律。缺血发作时,可有暂时性心尖部收缩期杂音,由乳头肌缺血、功能失调引起的二尖瓣关闭不全所致。

四、实验室和辅助检查

(一)实验室检查

血常规、尿常规、大便常规和隐血试验,血糖、血脂、肝肾功能等检查,判断是否贫血、血小板计数和危险因素等情况;持续胸痛的患者需检测血清心肌损伤标志物如肌钙蛋白 I、T,肌酸激酶及同工酶,以便于与心肌梗死鉴别;必要时查甲状腺功能,BNP 或 NT-proBNP 等。

(二)心电图检查

心电图是发现心肌缺血、诊断心绞痛最常用的检查方法。

1.静息心电图

心电图正常并不能排除冠心病,但心电图异常可作为诊断的依据,最常见的心电图异常是 ST-T 改变,包括 ST 段压低(水平型或下斜型)、T 波低平或倒置。少数可伴有陈旧性心肌梗死的表现,可有多种传导障碍,最常见的是左束支传导阻滞和左前分支传导阻滞。在冠心病患者中,出现静息心电图的 ST-T 异常可能与基础心脏病的严重程度有关,包括病变血管的支数和左心室功能障碍。静息心电图的 ST-T 改变需注意鉴别诊断。根据 Framingham 心脏研究,在人群中,8.5%的男性和7.7%的女性有 ST-T 改变,并且检出率随年龄而增加;高血压、糖尿病、吸烟者和女性中,ST-T 改变的检出率增加。左心室肥厚和扩大、电解质异常、神经因素和抗心律失常药物等也可引起 ST-T 异常。

2.心绞痛发作时心电图

心绞痛发作时可表现特征性的心电图改变,主要为暂时性心肌缺血所引起的 ST 段移位。心内膜下心肌容易缺血,故常见为 ST 段压低 0.1 mV 以上,有时出现 T 波倒置,症状缓解后 ST-T 改变可恢复正常,动态变化的 ST-T 对心绞痛诊断具有重要的参考价值。静息心电图的 ST 段压低(水平型或下斜型)或 T 波倒置的患者,发作时可变为无压低或直立,即所谓的"假性正常化",也是心肌缺血诊断的依据。T 波改变虽然对反映心肌缺血的特异性不如 ST 段,但如与静息心电图比较有变化,也有助于诊断。

3.心电图负荷试验

心电图负荷试验是对疑似的冠心病患者增加心脏负荷(运动或药物)而激发心肌缺血的心电图检查。心电图负荷试验的适应证:临床疑诊的冠心病患者、冠心病高危患者的筛选、冠状动脉搭桥及心脏介入治疗前后的评价、陈旧性心肌梗死患者对非梗死部位心肌缺血的监测。禁忌证:急性心肌梗死或心肌梗死合并室壁瘤;高危不稳定心绞痛;急性心肌和心包炎;严重高血压[收缩压≥26.7 kPa(200 mmHg)和(或)舒张压≥14.7 kPa(110 mmHg)];心功能不全;严重主动脉瓣狭窄;肥厚型梗阻性心肌病;肺栓塞;静息状态下有严重心律失常;主动脉夹层等患者。静息状态下心电图即有明显 ST 段改变的患者如完全性左束支或右束支传导阻滞,或心肌肥厚继发 ST 段压低等也不适合行心电图负荷试验。有下列情况之一者需终止负荷试验:①出现明显症状如胸痛、乏力、气短、跛行,伴有意义的 ST 段变化;②ST 段显著压低(降低≥0.2 mV 为终止运动相对指征,≥0.4 mV 为绝对指征);③ST段抬高≥0.1 mV;④出现有意义的心律失常、收缩压持续降低>1.3 kPa(10 mmHg)或血压明显升高[收缩压>33.3 kPa(250 mmHg)或舒张压>15.3 kPa(115 mmHg)];⑤已达到目标心率者。

运动负荷试验为评价心肌缺血最常用的无创检查方法,其敏感性约70%,特异性70%~90%。有典型心绞痛并且负荷心电图阳性者,诊断冠心病的准确率达95%以上。运动方式主要为平板运动和踏车运动,其运动强度可逐步分期升级,前者较为常用。常用的负荷目标是达到按年龄预计的最大心率或85%~90%的最大心率,前者称为极量运动试验,后者称为次极量运动试验。运动中持续监测心电图改变,运动前和运动中每当运动负荷量增加一级均应记录心电图,运动终止后即刻和此后每 2 分钟均应重复心电图记录,直至心率恢复运动前水平。记录心电图时应同步测量血压。最常用的阳性标准为运动中或运动后 ST 段水平型或下斜型压低 0.1 mV(J 点后 60～80 毫秒),持续超过 2 分钟。

Duke 活动平板评分是经验证的根据运动时间、ST 段压低和运动中心绞痛程度来进行危险分层的方法。Duke 评分＝运动时间(min)－5×ST 段下降(mm)－(4×心绞痛指数)。心绞痛评分:运动中无心绞痛为 0 分;运动中有心绞痛为 1 分;因心绞痛需终止运动试验为 2 分。Duke 评分标准:≥5 分为低危,1 年病死率为 0.25%;－10～＋4 分为中危,1 年病死率为 1.25%;≤－11 分为高危,1 年病死率为 5.25%。75 岁以上的老人,Duke 计分可能受影响,因此,不主张 75 岁以上的患者进行心电图负荷试验。

4.动态心电图

连续记录 24 小时或以上的心电图,可从中发现 ST-T 改变和各种心律失常,将出现心电图改变的时间与患者的活动和症状相对比。心电图显示缺血性 ST-T 改变而当时并无心绞痛症状者,称为无痛性心肌缺血。

(三)超声心动图检查

目前,常规超声心动图技术难以发现冠状动脉粥样硬化斑块,故对冠状动脉粥样硬化性心脏病的诊断常依赖于冠状动脉粥样硬化斑块引起的心肌缺血的检出。对于稳定型心绞痛患者,由于心绞痛常为一过性,超声心动图检查常难以捕捉到心肌缺血时的超声图像,故常采用超声心动图负荷试验,诱发心肌缺血。负荷超声心动图是一种无创性检测冠心病的诊断方法,其通过最大限度激发心肌需氧量而诱发心肌缺血,通过实时记录室壁运动情况,评估心肌缺血所致节段性室壁运动异常。负荷超声心动图常用负荷的方法:①运动负荷试验:运动平板试验、卧位或立位踏车试验等;②药物负荷试验:包括正性肌力药(多巴酚丁胺)和血管扩张剂(双嘧达莫、腺苷);③静态负荷试验:包括冷加压试验、握力试验、心房调搏等。

(四)胸部 X 线检查

可无异常发现或见主动脉增宽、心影增大、肺淤血等。

(五)磁共振成像检查

可同时获得心脏解剖、心肌灌注与代谢、心室功能及冠状动脉成像的信息。

(六)CT 检查

多层螺旋 CT 冠状动脉成像作为一种非创伤性技术应用于冠脉病变的筛选

和评价。近年来硬件和软件的进步，诊断准确性得到很大的提高，已成为日益普及的冠心病诊断手段之一。

（七）核素心室造影及核素心肌灌注显像检查

稳定型心绞痛患者，在运动状态下，正常冠状动脉扩张，心肌血流灌注增加；粥样硬化的冠状动脉扩张幅度小，远端相对缺血；心肌灌注显像显示狭窄冠脉远端心肌放射性稀疏。静息状态下，心肌需要的血流灌注比运动负荷时小，狭窄的冠状动脉尚能满足远端心肌的血液供应，MPI 部显示放射性分布稀疏。负荷时放射性稀疏，静息时无放射性稀疏的征象称为放射性填充，这是冠状动脉狭窄的典型表现。

门控心肌灌注显像可检测心脏的结构和功能，部分患者左心室扩大、射血分数（ejection fraction，EF）值降低、舒张功能降低，预后相对较差。

（八）冠状动脉造影术检查

冠状动脉造影术是一种有创的检查方法。选择性冠状动脉造影目前仍是诊断冠状动脉病变并指导治疗策略尤其是血运重建方案的最常用方法，常采用股动脉或桡动脉穿刺的方法，选择性地将导管送入左、右冠状动脉口，注射造影剂使冠状动脉主支及其分支显影，可以准确地反映冠状动脉狭窄的程度和部位。冠脉狭窄根据直径狭窄百分比分为 4 级。①Ⅰ级：25％～49％；②Ⅱ级：50％～74％；③Ⅲ级：75％～99％（严重狭窄）；④Ⅳ级：100％（完全闭塞）。为了充分显示冠状动脉的结构，常用的投照位右冠状动脉：左前斜、正位＋头位；左冠状脉：蜘蛛位、右前斜＋足位、右前斜＋头位和左前斜＋头位等。

根据冠状动脉的灌注范围，将冠状动脉供血类型分为：右冠状动脉优势型、左冠状动脉优势型和均衡型，"优势型"的命名是以供应左心室间隔后半部分和左心室后壁的冠状动脉为标准。85％为右冠状动脉优势型；7％为右冠状动脉和左冠回旋支共同支配，即均衡型；8％为左冠状动脉优势型。85％的稳定型劳力性心绞痛患者至少有一支冠状动脉主要分支或左主干存在高度狭窄（＞70％）或闭塞。

五、诊断和鉴别诊断

根据典型的发作特点，休息或含用硝酸甘油后缓解，结合年龄和存在的冠心病危险因素，除外其他疾病所致的心绞痛，即可确立诊断。未捕捉到发作时心电图者，可行心电图负荷试验或动态心电图监测，如负荷试验出现心电图阳性变化或诱发心绞痛时亦有助于诊断。诊断困难者可行放射性核素检查、冠状动

CTA 或选择性冠状动脉造影检查。

但其他疾病也可表现为胸痛，故需进行鉴别诊断。

稳定型心绞痛尤其需与以下疾病鉴别。

(一)急性冠脉综合征

急性冠脉综合征包括急性心肌梗死和不稳定型心绞痛，与稳定型劳力性心绞痛不同，不稳定型心绞痛包括初发型心绞痛、恶化型心绞痛及静息型心绞痛，仔细询问病史有助鉴别。急性心肌梗死临床表现更严重，性质更剧烈，持续时间多超过 30 分钟，可伴有严重心律失常、心力衰竭、休克等，服用硝酸甘油多不能缓解，心肌酶谱增高，且心电图和心肌酶谱有动态演变过程。

(二)心脏神经症

本病患者常诉胸痛，但为短暂(几秒钟)的刺痛或持久(几小时)的隐痛，患者常喜欢不时地吸一大口气或做叹息样呼吸。胸痛部位多在左胸乳房下心尖部附近，或经常变动。症状多在疲劳之后出现，而非疲劳时，轻度体力活动反觉舒适，有时可耐受较重的体力活动而不发生胸痛或胸闷。含用硝酸甘油无效或在 10 多分钟后才"见效"，常伴有心悸、疲乏及其他神经衰弱的症状。症状繁多反复易变，但阳性体征很少，以自主神经功能紊乱为主要表现。

(三)其他疾病引起的心绞痛

包括主动脉瓣严重狭窄或关闭不全、冠状动脉炎引起的冠状动脉口狭窄或闭塞、肥厚型心肌病、X 综合征等疾病均可引起心绞痛，要根据其他临床表现来鉴别。其中 X 综合征多见于女性，心电图负荷试验常阳性，但冠状动脉造影阴性且无冠状动脉痉挛，预后良好，与微血管功能不全有关。

(四)肋间神经痛

指一个或几个肋间部位从背部沿肋间向胸腹前壁放射，呈半环状分布，并不一定局限在胸前，为刺痛或灼痛，多为持续性而非发作性，咳嗽、用力呼吸和身体转动可使疼痛加剧，沿神经行经处有压痛，手臂上举活动时局部有牵拉疼痛，多为单侧受累，也可以双侧同时受累。查体可有胸椎棘突，棘突间或椎旁压痛和叩痛，少数患者沿肋间有压痛，受累神经支配区可有感觉异常。其疼痛性质多为刺痛或灼痛，有沿肋间神经放射的特点。

(五)不典型疼痛

包括胃-食管反流、食管动力障碍、食管裂孔疝等食管疾病以及消化性溃疡、颈椎病等鉴别。

六、治疗

稳定型心绞痛的治疗有两个主要目的,一是改善症状,抗心肌缺血,提高生活质量;二是改善预后,减少不良心血管事件包括心力衰竭、心肌梗死、猝死等的发生,延长患者生命。

(一)一般治疗

发作时立刻休息,一般患者在停止活动后症状即可消除。平时应尽量避免各种明确的诱发因素,如过度的体力活动、情绪激动、饱餐等,冬天注意保暖。调节饮食,特别是一次进食不宜过饱,避免油腻饮食,禁绝烟酒。调整日常生活与工作量;减轻精神负担;保持适当的体力活动,以不致发生疼痛症状为度。

(二)药物治疗

1.抗心肌缺血,改善症状的药物

(1)硝酸酯类药物:主要通过扩张冠状动脉增加心肌供氧,从而缓解心绞痛。除扩张冠状动脉增加冠脉循环的血流量外,还通过对周围容量血管的扩张作用,减少静脉回流量,降低心室容量、心腔内压和心室壁张力;同时对动脉系统有轻度扩张作用,降低心脏后负荷和心脏耗氧量。

硝酸甘油:用于即刻缓解心绞痛,硝酸甘油片舌下含服,1～2片(0.3～0.6 mg),1～2分钟起效,约半小时后作用消失。对约92%的患者有效,其中76%在3分钟内起效。延迟起效或完全无效,首先要考虑药物是否过期或未溶解,后者可嘱患者轻轻嚼碎后含化。2%硝酸甘油油膏或橡皮膏贴片(含5～10 mg)涂或贴在胸前或上臂皮肤而缓慢吸收,适用于预防夜间心绞痛发作。

硝酸异山梨酯:硝酸异山梨酯(消心痛),口服3次/天,每次5～20 mg,半小时起效,持续3～5小时,舌下含服2～5分钟起效,作用持续2～3小时,每次5～10 mg;缓释制剂可维持12小时,20 mg,2次/天使用。

以上两种药物还有供喷雾吸入用的气雾制剂。

5-单硝酸异山梨酯:多为长效制剂,每次20～50 mg,每天1～2次。

硝酸酯药物长期应用的主要问题是产生耐药性,其机制尚未明确,可能与巯基利用度下降、肾素-血管紧张素-醛固酮(RAS)系统激活等有关。防止发生耐药的最有效方法是每天足够长(8～10小时)的无药期。硝酸酯药物的不良反应有头晕、头胀痛、头部跳动感、面红、心悸等,偶有血压下降。患青光眼、颅内压增高、低血压者不宜用本类药物。

（2）β受体阻滞剂：通过阻断拟交感胺类对心率和心收缩力的激动作用，减慢心率、降低血压，减低心肌收缩力和耗氧量，从而缓解心绞痛的发作。此外，还减少运动时的血流动力学改变，使同一运动量心肌耗氧量减少；使正常心肌区的小动脉（阻力血管）缩小，从而使更多的血液通过极度扩张的侧支循环（输送血管）流入缺血区。不良反应是使心室射血时间延长和心脏容积增加，这虽可能使心肌缺血加重或引起心肌收缩力降低，但其使心肌耗氧量减少的作用远超过其不良反应。

美托洛尔：美托洛尔是一种选择性的 β_1 受体阻滞剂，其对心脏 β_1 受体产生作用所需剂量低于其对外周血管和支气管上的 β_2 受体产生作用所需剂量。包括缓释剂及平片两种剂型。缓释剂型的血药浓度平稳，作用超过 24 小时。用法 23.75～90 mg，1 次/天。平片用法为口服 12.5～50 mg，2～3 次/天。

比索洛尔：比索洛尔是一种高选择性的 β_1 肾上腺受体阻滞剂，无内在拟交感活性和膜稳定活性。比索洛尔对血管平滑肌的 β_1 受体有高亲和力，对支气管和调节代谢的 β_2 受体仅有很低的亲和力。因此，比索洛尔通常不会影响呼吸道阻力和 β_2 受体调节的代谢效应。用法为口服 5～10 mg，1 次/天。

卡维地洛：为 α、β 受体阻断剂，阻断受体的同时具有舒张血管作用，推荐起始剂量每次 6.25 mg，2 次/天，口服；可增加到每次 25 mg，2 次/天。总量不得超过每天 50 mg。

本药经常与硝酸酯制剂联合应用，比单独应用效果好。但要注意：①本药与硝酸酯制剂有协同作用，因而剂量应偏小，开始剂量尤其要注意减少，以免引起直立性低血压等不良反应；②停用本药时应逐步减量，如突然停用有诱发心肌梗死的可能；③支气管哮喘以及心动过缓、高度房室传导阻滞者不宜用；④我国多数患者对本药比较敏感，可能难以耐受大剂量。

（3）钙通道阻滞剂（calcium channel blocker，CCB）：通过抑制钙离子进入细胞内，抑制心肌细胞兴奋-收缩耦联中钙离子的作用，因而抑制心肌收缩，减少心肌氧耗；同时扩张冠状动脉，解除冠状动脉痉挛，改善心肌的供血；扩张周围血管，降低动脉压，减轻心脏负荷；可降低血黏度，抗血小板聚集，改善心肌的微循环。常用制剂包括两类。①二氢吡啶类：硝苯地平 10～20 mg，3 次/天；其缓释制剂 20～40 mg，1～2 次/天。氨氯地平、非洛地平等为新一代具有血管选择性的二氢吡啶类药物。氨氯地平口服吸收良好，半衰期长，剂量为 5～10 mg，1 次/天。非洛地平与之相仿。同类药物还有拉西地平、尼卡地平等。②硫氮䓬酮类：为非二氢吡啶类钙通道阻滞剂，本品还可通过减慢心率，减少心肌需氧量，缓解心绞痛。地尔硫䓬30～90 mg，3 次/天，其缓释制剂 45～90 mg，2 次/天。

对于需要长期用药的患者，推荐使用控释、缓释或长效剂型。低血压、心功能减退和心力衰竭加重可以发生在长期使用该药期间。该药的不良反应包括周围性水肿和便秘，还有头痛、面色潮红、嗜睡、心动过缓或过速和房室传导阻滞等。

2.改善预后的药物

（1）抗血小板治疗。

阿司匹林：通过抑制血小板环氧化酶 1，抑制血小板的激活和聚集，防止血栓的形成，同时也抑制 TXA_2 导致的血管痉挛。有研究表明，可使稳定型心绞痛的心血管不良事件平均降低 33%。在所有急性或慢性缺血性心脏病的患者，无论有否症状，只要没有禁忌证，推荐每天常规应用阿司匹林 75～300 mg。药物的不良反应主要是胃肠道症状，并与剂量有关，使用肠溶剂或缓冲剂、抗酸剂可以减少对胃的作用。禁忌证包括过敏、严重未经治疗的高血压、活动性消化性溃疡、局部出血和出血体质。

二磷酸腺苷（ADP）受体拮抗剂。常用药物：①氯吡格雷，属于噻吩吡啶类。氯吡格雷是前体药物，通过 CYP450 酶代谢，其活性代谢产物可以选择性地抑制二磷酸腺苷（ADP）与血小板 P_2Y_{12} 受体的结合，从而抑制血小板聚集。氯吡格雷的应用剂量为 75 mg，1 次/天，可引起白细胞、中性粒细胞和血小板计数减少，因此需定期检测血常规。在稳定型心绞痛中，一般在使用阿司匹林有绝对禁忌证或不能耐受时应用。②新型抗血小板药物，普拉格瑞和替格瑞洛。替格瑞洛是一种新型的 APD 受体拮抗剂，替格瑞洛抗血小板作用不需要经过肝脏代谢，因此不受 CYP2C19 等基因多态性的影响。PLATO 研究证实，与氯吡格雷相比，替格瑞洛进一步降低急性心肌梗死患者的心血管事件及病死率，同时出血风险并无显著增加。普拉格雷是新一代噻吩吡啶类药物。普拉格雷及替格瑞洛与氯吡格雷相比，抗血小板聚集作用更强、更快，持续时间更长，因此在最新的冠心病指南，尤其是欧洲心脏病学会（ESC）的指南中，两者的推荐地位高于氯吡格雷。其他的抗血小板制剂：西洛他唑是磷酸二酯酶抑制剂，50～100 mg，2 次/天，主要用于外周血管动脉粥样硬化的患者。

（2）他汀类：他汀 HMG-CoA 还原酶抑制剂降脂药物在治疗冠状动脉粥样硬化中起重要作用，除降脂作用外，他汀类药物可以进一步改善内皮细胞的功能，抑制炎症，稳定斑块，使动脉粥样硬化斑块消退，显著延缓病变进展，减少不良心血管事件。大量研究证实他汀类治疗降低胆固醇可显著降低心血管事件和病死率。最新美国心脏病学会(AHA)血脂指南已不再设定 LDL-C 和非 HDL-C 治疗靶目标值,对于<75 岁的稳定型心绞痛的患者,采用高强度他汀治疗,如瑞舒伐他汀(20~40 mg)或阿托伐他汀(40~80 mg),使 LDL-C 水平至少降低 50%,除非存在禁忌证或出现他汀类相关不良事件,而>75 岁或他汀不耐受的患者,则采用中强度他汀治疗,如瑞舒伐他汀(5~10 mg)、阿托伐他汀(10~20 mg)、辛伐他汀(20~40 mg)或普伐他汀(40~80 mg)。不良反应:消化系统常见腹痛、便秘、胃肠胀气、恶心、腹泻,罕见黄疸、急性胰腺炎、血清氨基转移酶显著持续升高;精神神经系统偶见头痛,也可有眩晕、失眠、感觉异常及外周神经病;肌肉骨骼罕见肌痛、肌炎、关节炎、关节痛、横纹肌溶解。横纹肌溶解是最危险的不良反应,严重者可致命。

(3)血管紧张素转换酶抑制剂(ACEI)/血管紧张素受体拮抗剂(ARB):ACEI 治疗心绞痛和心肌缺血疗效的研究仅局限于小样本和短时期的研究结果,心绞痛并不是其治疗的适应证,然而在降低缺血性事件方面有重要作用。ACEI 能逆转左心室肥厚、血管增厚,延缓动脉粥样硬化进展,能减少斑块破裂和血栓形成,另外有利于心肌氧供/氧耗平衡和心脏血流动力学,并降低交感神经活性。可应用于已知冠心病患者的二级预防,尤其是合并有糖尿病但是没有肾脏疾病的患者。HOPE、PEACE 和 EUROPA 试验使用的都是具有高脂溶性和酶结合能力强的"组织型 ACEI",据推测,具有这些特性的 ACEI,其穿透粥样硬化斑块的能力强。下述情况不应使用:收缩压<12.0 kPa(90 mmHg)、肾衰竭、双侧肾动脉狭窄和过敏者。其不良反应包括干咳、低血压和罕见的血管性水肿。不能耐受 ACEI 的患者,可选用 ARB 类药物。

此外,β 受体阻滞剂不光能改善心肌缺血症状,还能有效改善心室重塑,减少心律失常,显著降低心血管事件的发生率。

(4)抗心律失常药物:如稳定型心绞痛患者合并心房颤动时,IC 类抗心律失常药物禁用,可选用 β 受体阻滞剂、洋地黄类药物或Ⅲ类抗心律失常药物(如胺碘酮)。

(5)其他药物:对冠心病危险因素进行治疗,积极控制血压、血糖,治疗心功能不全等。

(三)康复治疗

心脏康复是通过综合的康复措施消除因心脏疾病引起的身体和心理的障碍,减轻症状,提高功能水平,使患者在身体、精神、职业和社会活动等方面接近或恢复正常。包括有监测的运动训练、心理和营养咨询、教育及危险因素控制等综合措施,其中运动训练是重要组成部分。稳定型心绞痛是心脏康复治疗的适应证。谨慎安排进度适宜的运动锻炼,有助于降低心血管疾病危险因素,如调节血脂、降低体重、改善糖耐量等,并可促进侧支循环的发展,减慢心率,提高冠脉灌注,提高体力活动的耐受量而改善症状。稳定型心绞痛需遵循个体化、循序渐进、持之以恒、兴趣性原则;运动方式包括有氧训练、力量训练、柔韧性训练、作业训练、医疗体操、气功等;运动形式可分为间断性运动和持续性运动。每次运动10~60分钟,3~5天/周,避免竞技性运动。

七、预后

稳定型心绞痛患者大多数能生存很多年,但存在着急性心肌梗死或猝死的风险,伴有室性心律失常或传导阻滞者预后较差,但决定预后的主要因素为冠状动脉病变范围和心功能状况。左冠状动脉主干病变最为严重,据国外统计,左主干狭窄患者第1年的生存率为70%,3支血管病变及心功能减退(LVEF<25%)患者的生存率与左主干狭窄相同,左前降支近段病变较其他2支的病变严重。现代的治疗手段使得稳定型心绞痛患者的预后极大改善,年病死率为1%~3%,1年主要缺血事件发生率为1%~2%。

第二节　不稳定型心绞痛

一、概述

不稳定型心绞痛(unstable angina pectoris,UA)是急性冠状动脉综合征(acute coronary syndrome,ACS)的临床类型之一,在冠状动脉狭窄的基础上,斑块破裂、血小板聚集、血栓形成或冠状动脉发生严重痉挛,导致心肌供氧与需氧失衡,临床上表现为新近发作的心绞痛或稳定型心绞痛失去原有的发作特征;而部分心绞痛发作患者可演变成急性心肌梗死。据西方国家报道,不稳定型心绞痛症状发作后前3个月心肌梗死发生的危险为15%~20%,死亡危险为15%,人群中有2‰的年住院率,且临床表现多样,预后具有多方向性,故值得临床高度重视。

以往认为,不稳定型心绞痛是介于稳定型心绞痛与急性心肌梗死之间的中间状态综合征,近年来对本病病理生理学的认识进一步明确,并对指导不稳定型心绞痛的治疗起到重要作用。不稳定型心绞痛是动脉粥样斑块破裂、伴有不同程度的破溃表面的血栓形成及远端小血管栓塞所导致的一组临床综合征。

2000 年 9 月，美国心脏学学会/心脏学协会（AHA/ACC）专家认为，不稳定型心绞痛有 3 种形式，即静息性心绞痛、初发性心绞痛和恶化性心绞痛。

中华医学会心血管分会/中华心血管疾病杂志编辑委员会于 2000 年 12 月对不稳定型心绞痛进行分类，认为不稳定型心绞痛包括 4 类。①初发性心绞痛：在近 2 个月内新发生的心绞痛（从无心绞痛或有心绞痛病史但在近半年内未发作过心绞痛）。②恶化劳力性心绞痛：病情突然加重，表现为胸痛发作次数增加，持续时间延长，诱发心绞痛的活动阈值明显减低，按加拿大心脏病学会劳力型心绞痛分级（CCSC Ⅰ～Ⅳ级）加重 Ⅰ 级以上并至少达到 Ⅲ 级（表 6-2），硝酸甘油缓解症状的作用减弱，病程在 2 个月之内。③静息性心绞痛：心绞痛发生在休息或安静状态，发作持续时间相对较长，含硝酸甘油效果欠佳，病程在 1 个月内。④梗死后心绞痛：指急性心肌梗死发病在 24 小时～1 个月发生的心绞痛。⑤变异型心绞痛：休息或一般活动时发生的心绞痛，发作时心电图显示 ST 段暂时性抬高。

表 6-2　加拿大心脏病学会的劳力型心绞痛分级标准（CCSC）

分级	特点
Ⅰ级	一般日常活动例如走路、登楼不引起心绞痛，心绞痛发生在剧烈、速度快或长时间的体力活动或运动时
Ⅱ级	日常活动轻度受限。心绞痛发生在快步行走、登楼、餐后行走、冷空气中行走、逆风行走或情绪波动后活动时
Ⅲ级	日常活动明显受限，心绞痛发生在平路一般速度行走时
Ⅳ级	轻微活动即可诱发心绞痛，患者不能进行任何体力活动，但休息时无心绞痛发作

此后，各国根据临床实践和医学技术的发展，又先后更新了《不稳定型心绞痛和非 ST 段抬高型 ACS 诊断和治疗指南》。2007 年 ACC/AHA、ESC 和中华医学会心血管疾病分会均分别发布了最新的《不稳定型心绞痛和非 ST 段抬高急性冠状动脉综合征诊断和治疗指南》。前者将不稳定型心绞痛分为静息性心绞痛、初发性心绞痛、恶化性心绞痛和梗死后心绞痛，后者将不稳定型心绞痛分为静息性心绞痛、初发性心绞痛、恶化性心绞痛和变异型心绞痛。

根据不稳定型心绞痛发生的严重程度和临床环境，可将不稳定型心绞痛进行以下分级（Braunwald 分级）。

Ⅰ级：初发的、严重或加剧性心绞痛。发生在就诊前 2 个月内，没有静息时疼痛。每天发作 3 次或 3 次以上，或者稳定型心绞痛患者心绞痛发作更频繁或更严重,持续时间更长,或者诱发的体力活动阈值降低。

Ⅱ级:静息型亚急性心绞痛。在就诊前 1 个月内发生过 1 次或多次静息型心绞痛,但近 48 小时内无发作。

Ⅲ级:静息型急性心绞痛。在 48 小时内有 1 次或多次静息型心绞痛发作。

A 级:继发性不稳定型心绞痛。在冠状动脉狭窄的基础上,同时伴有冠状动脉血管床以外的疾病引起心肌氧供与氧需之间平衡的不稳定,加剧心肌缺血。这些因素包括贫血、感染、发热、低血压、快速性心律失常、毒性弥散性甲状腺肿、继发于呼吸衰竭的低氧血症。

B 级:原发性不稳定型心绞痛。没有可引起或加重心绞痛发作的心脏以外的因素,并且患者 2 周内没有发生过心肌梗死。这是不稳定型心绞痛较常见的类型。

C 级:心肌梗死后不稳定型心绞痛。在确诊心肌梗死后 2 周内发生的不稳定型心绞痛。约占心肌梗死患者的 20%。

非 ST 段抬高型心肌梗死的临床表现与不稳定型心绞痛相似,但比不稳定型心绞痛更严重,持续时间更长。不稳定型心绞痛可发展为非 ST 段抬高型心肌梗死或 ST 段抬高型心肌梗死。

二、病理生理

不稳定型心绞痛是由于动脉斑块破裂或糜烂并发血栓形成、血管收缩、微血管栓塞引起急性或亚急性心肌供氧减少所致。Braunwald 将不稳定型心绞痛的病因学机制分为 5 型:①血栓形成;②严重的进行性加重的冠状动脉阻塞;③冠状动脉痉挛/收缩;④炎症;⑤心肌氧耗增加。病理基础是内皮功能异常,不稳定型动脉粥样硬化斑块,或称软斑块易破裂,继发有血小板黏附与聚集、血栓形成,该血栓常常是附壁血栓,可伴随血栓反复形成与自溶的过程而导致冠状动脉血管不全阻塞,引起不稳定型心绞痛和非 ST 段抬高型心肌梗死的发生。

三、临床表现

(一)症状

1.胸痛

一般表现为胸骨后压榨感或沉重感,可放射至左臂、左肩和下颌,可以是间断性(通常持续数分钟)。胸痛较重(胸部绞榨感、窘迫感)、持续时间长(20 分钟以上)、频繁发作的重症病例发生梗死的危险性高。

2.诱因

心绞痛阈值变化,劳累、餐后活动、排便、洗浴、寒冷、精神应激、睡眠不足时常引起心绞痛发作。在心绞痛恶化期发作的阈值可进一步降低。常在安静时、夜间睡眠及轻微活动诱发较重的心绞痛发作,发作次数增加,硝酸酯类及其他抗心绞痛药物治疗无效,是心绞痛进行性加重的征象之一。

3.临床经过

初发性心绞痛,多在活动时发作(运动耐量变异),虽轻微活动亦可引起发作,但一般休息数分钟至 10 分钟可缓解。如安静时或轻微活动就可发生心绞痛,常常是进行性恶化的象征,发生心肌梗死的不占少数。这种类型的心绞痛,从初发至 1 天~2 周,尤其是在 2~3 天发生梗死的病例数相当高。对初发性心绞痛发生心肌梗死的预测,虽然有一定难度,但发作频繁,发作持续 20 分钟以上,含服硝酸甘油效果不佳的病例发生心肌梗死的概率大。特别值得注意的是,不少初发性心绞痛发作时心电图并无明显的 ST 段改变,需慎防判断错误。

4.伴随症状

(1)呼吸困难:心绞痛发作时如伴有明显呼吸困难,提示心功能低下,见于广泛严重心肌缺血及广泛陈旧性心肌梗死后心绞痛、多支病变的重症心绞痛。

(2)冷汗:劳力性心绞痛发作时一般不伴冷汗,静息型心绞痛,尤其是中等程度以上的静息型心绞痛发作常伴冷汗,也是静息型心绞痛辅助诊断之一。

(3)其他:恶心、腹痛或晕厥等。

(二)体征

不稳定型心绞痛患者体格检查所得到的体征都是非特异性的,例如一过性的第三心音或第四心音,心率增快,血压升高或降低,以及一过性的由于二尖瓣反流引起的收缩期杂音等。虽然不能得到特异性的体征,但其可对预后提供一些重要线索,如发作期间发生低血压或者充血性心力衰竭都提示预后不良。

四、非创伤性检查

非创伤性检查的目的主要在于判断患者病情的严重程度和近、远期的预后。

(一)心电图检查

心电图异常若持续存在,对不稳定型心绞痛的诊断价值较小。心绞痛发作时和发作间歇期出现下述心电图异常的动态改变是诊断不稳定型心绞痛最有价值的资料,这些变化包括以下几方面。

1.ST 段变化

心绞痛发作时出现 ST 段改变者最多见,约占 1/3,并最具有诊断价值。如心绞痛发作时 ST 段呈缺血性下降(水平型或下斜型下降)>0.1 mV,或 ST 段抬高在肢体导联>0.1 mV,胸前导联>0.2 mV,而当心绞痛症状缓解时,上述 ST 段恢复到正常状态,具有十分重要的诊断意义。ST 段下降表明心内膜下心肌缺血,而 ST 段抬高则反映心外膜的冠状动脉呈完全闭塞引起心肌全层缺血,但与急性心肌梗死不同的是,抬高的 ST 段在心绞痛消失后短时间内恢复正常,一般不产生异常 Q 波,这种改变多为冠状动脉痉挛所致的变异型心绞痛。

2.T 波变化

不稳定型心绞痛发作时,约 20% 的患者可出现 T 波倒置。若 T 波改变呈典型"冠状 T 波"(T 波呈深倒置,且 T 波的下降支和上升支对称)图形时,需先排除急性心肌梗死后方能诊断不稳定型心绞痛。有些不稳定型心绞痛患者发作时可出现 T 波高耸图形,应注意与急性心肌梗死超急性期的表现相鉴别。T 波的假性正常化是不稳定型心绞痛的又一种表现形式,这多见于原有慢性冠状动脉缺血的患者,平时心电图呈持续的 T 波倒置,在心绞痛发作时,原有倒置的 T 波不仅没有加深,反而暂时性变为直立(假性正常化),待心绞痛消失后,T 波又恢复到原来的倒置状态。上述 T 波的变化可伴有 ST 段的改变,也可仅为单纯的 T 波变化。

3.一过性异常 Q 波

有少数不稳定型心绞痛患者,在心绞痛发作时可出现异常 Q 波,此种 Q 波为短暂性,在心绞痛终止后短时间内消失,多见于变异型心绞痛所致的严重心肌缺血。

4.心律失常

部分不稳定型心绞痛患者在心绞痛发作时可出现分支阻滞、束支传导阻滞和不同程度的房室传导阻滞以及其他各种心律失常,伴有心律失常发生是不稳定型心绞痛患者猝死的主要原因。

应当指出,少数患者在心绞痛发作时,其心电图可无明显改变,因此在心绞痛发作时心电图正常者并不能完全排除不稳定型心绞痛的诊断,仍应反复多次描记心电图,只要能记录到动态缺血性ST-T改变,将有助于不稳定型心绞痛的诊断。

根据心绞痛发作时的心电图变化,尤其是动态缺血性 ST-T 改变,不仅有助于不稳定型心绞痛的诊断,还可协助对不稳定型心绞痛患者进行危险分层,如发作时 ST 段下降＞0.1 mV,或出现缺血性 ST-T 改变的导联数目越多,其冠状动脉病变越严重,危险性越高;出现 ST 段抬高短暂性异常 Q 波及伴有心律失常也应归入高危险组。

(二)激发试验

激发试验对诊断心绞痛和心肌缺血是一个很重要的方法,包括踏车、活动平板、运动放射性核素心肌灌注扫描和药物负荷试验等。激发试验包括两个方面:一个是激发方式,一个是显示形式。激发方式包括运动、心房调搏和药物激发。所用药物包括双嘧达莫、环磷腺苷和多巴酚丁胺,以多巴酚丁胺最常用。显示形式包括心电图、超声心动描记术和放射性核素显像。任何一种激发方式和显示形式相结合即成为激发试验。国内较常用的是运动激发和心电图显示,即所谓的心电图运动试验。国外常用的是运动或药物激发,加上超声心动描记术或放射性核素显像,这种方法较心电图运动试验更敏感,且克服了一些患者不能耐受运动的缺点,又可以做连续测定和记录。当超声心动描记术记录到原来活动正常的室壁出现异常活动时,提示支配该处的冠状动脉有心肌缺血。

患者如仍有典型的缺血性胸痛是不能进行激发试验的。当患者在出院前无胸痛症状、无心力衰竭表现,且反复检测心肌坏死标志物正常,又无缺血性心电图改变时,激发试验是具有预测价值的检查项目。其检查目的在于:①决定冠状动脉单支临界性病变是否需要进行介入治疗;②明确缺血相关血管,为血运重建治疗提供依据;③提供是否有存活心肌的证据;④作为经皮腔内冠状动脉成形术(PTCA)后判断是否有再狭窄的重要对比资料。

据激发试验结果,可将不稳定型心绞痛分为两组。①低危险组:病情稳定1周以上可考虑行运动试验检查,若诱发心肌缺血的运动量超过 Bruce Ⅲ 级或6代谢当量(METs),可采用内科保守治疗;若低于上述的活动量即诱发心绞痛,则需进行冠状动脉造影检查以决定是否行介入治疗或外科手术治疗。②中危和高危险组:在急性期的1周内应避免做激发试验,病情稳定后可考虑行症状限制性运动试验。如果已有心电图的缺血证据,病情稳定,也可直接行冠状动脉造影检查。

(三)心肌坏死标志物检测

心肌坏死标志物检测有助于鉴别心肌梗死,并判断不稳定型心绞痛患者的预后。

1.肌酸激酶同工酶

肌酸激酶一直是评估急性冠状动脉综合征的主要血清标志物之一,但其在健康人群血清中也呈低水平表达,而且在骨骼肌严重损害时也可增高,因而缺乏心肌特异性。测定肌酸激酶同工酶 CK-MB 有助于早期诊断和排除心肌梗死。

2.肌红蛋白

肌红蛋白是一种相对分子量低的血红蛋白,存在于心肌和骨骼肌中,虽特异性不高,但可在心肌坏死后 2 小时内检出,且检测时间窗口＜24 小时,常用于心肌梗死的早期诊断。

3.心肌肌钙蛋白复合物

心肌肌钙蛋白复合物包括 3 个亚单位:心肌肌钙蛋白 T(TnT)、心肌肌钙蛋白 I(TnI)和心肌肌钙蛋白 C(TnC)。TnT 和 TnI 心脏特异性高,具有较高的识别心肌坏死的敏感性,已经取代了 CK-MB 在 ACS 诊断中的地位。研究发现,在心肌肌钙蛋白阳性而 CK-MB 阴性的患者中,存在局灶性心肌坏死,说明心肌肌钙蛋白敏感性高于 CK-MB。目前,心肌肌钙蛋白已可在床边快速进行定性检测,成为早期诊断、快速干预和预先判断的重要工具。由于其在不稳定型心绞痛起病后 12～24 小时才易被检出,故需要重复抽血 2 次。①TnT＞0.1 μg/L,提示心肌梗死或死亡危险高;②TnI 如升高(＜0.1 μg/L),也是提示不稳定型心绞痛预后不良。

(四)放射性核素检查

1.^{201}Tl 心肌灌注显像

^{201}Tl 随冠状动脉血流很快被心肌所摄取,可以了解心绞痛患者心肌供血情况。采用^{201}Tl 心肌灌注显像,安静时大部分都正常,运动负荷试验后出现一时性心肌显像的缺损或稀疏缺血区,可提高检查的阳性率。

2.放射性核素心腔造影

静脉注射焦磷酸亚锡,被红细胞吸附后,再注射^{99m}Tc,红细胞标记上放射性核素,心腔内血池显影,可显示室壁局部运动和左心室射血分数。放射性核素心腔造影运动试验的异常变化可在心电图 ST 段异常出现之前或完全正常者中出现,故敏感性较心电图运动试验为高。

(五)超声心动图检查

冠心病患者主要表现为室间隔、左心室壁运动幅度节段性减弱或消失。收缩功能和舒张功能受损,后者常早于前者。运动负荷试验借助电子计算机,对各个节段的室壁活动幅度进行运动前后比较,可以增高其敏感性。

(六)其他检查

不稳定型心绞痛患者胸部 X 线、血常规检查与稳定型心绞痛患者相似,但不会出现心肌梗死患者中的一些组织坏死的非特异性指标,如白细胞计数升高和发热等。在目前的技术水平下,心脏 CT 还不推荐作为不稳定型心绞痛的冠状动脉成像的常规检查手段,但随着技术的发展,64 排 CT 成像在不远的将来有可能被认为是有价值的无创性检查方法。

五、冠状动脉造影检查

冠状动脉造影是诊断缺血性心脏病的金标准,但不主张所有的不稳定型心绞痛患者都要在急性期或稳定期行冠状动脉造影检查,通常不稳定型心绞痛或非 ST 段抬高型心肌梗死患者有下列情况时,指南推荐应尽早行冠状动脉造影检查:①伴明显的血流动力学不稳定;②尽管采用充分的药物治疗,心肌缺血症状反复出现;③临床表现高危,如与缺血有关的充血性心力衰竭或恶性室性心律失常;④心肌梗死或心肌缺血面积较大,无创性检查显示左心功能障碍、左心室射血分数(left ventricular ejection fraction,LVEF)<35%;⑤已行 PCI 或 CABG 后再发心肌缺血。

在所有的不稳定型心绞痛患者中,3 支血管病变占 40%,2 支血管病变占 20%,左冠状动脉主干病变占 20%,单支血管病变占 10%,没有明显血管狭窄占 10%。在一些患者中,不稳定型心绞痛可因冠状动脉痉挛、冠状动脉内血栓自发性溶解、微循环灌注障碍或冠状动脉造影检查"正常"时未识别病变而被漏诊。不稳定型心绞痛患者冠状动脉造影时常显示病变呈偏心性,或表面毛糙,或充盈缺损。

当两次冠状动脉造影相隔时间不长却显示冠状动脉狭窄进行性加重时,对诊断不稳定型心绞痛有价值。

另外,冠状动脉内超声检查不仅可以显示冠状动脉的截面积,而且可显示冠状动脉的内膜、中层和外膜,区别冠状动脉狭窄是血管平滑肌增生、动脉粥样硬化斑块还是血栓形成引起,对诊断不稳定型心绞痛具有更高的价值。

六、诊断

根据不稳定型心绞痛症状、性别、年龄、主要心血管疾病危险因素;体格检查有发作时一过性第三心音或第四心音,二尖瓣反流性杂音,左心室心尖抬举样搏动;结合心绞痛发作时心电图特点[ST 段抬高(肢体导联≥1 mm,胸前导联≥2 mm)或 ST 段水平型或下斜型压低≥1 mm,或发作时倒置的 T 波呈假性正常化,或以前心电图正常,近期内出现心前区多导联 T 波深倒置等],在排除非 ST 段抬高型心肌梗死后应考虑不稳定型心绞痛的诊断。部分患者胸痛发作时

ST 段压低≥0.5 mm 但＜1 mm，可高度怀疑本病。

不稳定型心绞痛急性期应避免做任何形式的负荷试验，这些检查宜在病情稳定后进行。

七、药物治疗

(一)一般内科治疗

不稳定型心绞痛均应收住入院，卧床休息 1～3 天、吸氧、持续心电监测。对于低危险组患者住院观察期间未再发生心绞痛，心电图也无缺血改变，无左心衰竭的临床证据，12～24 小时期间未发现 CK-MB 升高，心肌肌钙蛋白 T 或 I 正常，住院观察 24～48 小时后出院。对于中危或高危组患者特别是肌钙蛋白 T 或 I 升高者，住院时间适当延长，内科治疗亦应强化。

(二)药物治疗

药物治疗主要有两个目的：即迅速缓解缺血及相关症状，预防严重不良后果(即死亡，或心肌梗死，或再梗死)。标准的内科强化治疗包括：抗缺血治疗、抗血小板和抗凝治疗。有些患者经过强化的内科治疗，病情即趋于稳定。另一些患者经保守治疗无效，可能要早期介入治疗。

1.抗血小板治疗

(1)阿司匹林：阿司匹林为首选药物，阿司匹林通过抑制血小板内的环氧化酶使凝血栓烷 A_2(血栓素 A_2、TXA_2)合成减少，抑制血小板聚集，并且其抑制血小板聚集的作用是不可逆的。每天均有新生的血小板产生，当新生血小板占到整体的 10% 时，血小板功能即可恢复正常，所以阿司匹林需每天维持服用才可达到有效的抗血小板聚集作用。阿司匹林口服的生物利用度为 70% 左右，1～2 小时血浆浓度达高峰，半衰期随剂量增加而延长。在不稳定型心绞痛或非 ST 段抬高 ACS，阿司匹林使用剂量应为 150～300 mg/d，且首次服用时应选择水溶性阿司匹林或肠溶性阿司匹林嚼服，以达到迅速吸收的目的。3 天后改为小剂量 75～150 mg/d 维持。

(2)噻氯匹定和氯吡格雷：噻氯匹定作用机制不同于阿司匹林，主要抑制 ADP 诱导的血小板聚集。口服后 24～48 小时起作用，3～5 天达高峰。开始服用的剂量为 250 mg，每天 2 次，1～2 周后改为 250 mg，每天 1 次维持。该药起效慢，不适合急需抗血小板治疗的临床情况(如急性心肌梗死溶栓前)，多用于对阿司匹林过敏或禁忌的患者，或者与阿司匹林联合用于冠状动脉支架植入术后的患者。该药的主要不良反应是中性粒细胞及血小板计数减少，应用时需注意经常检查血常规,一旦出现上述不良反应应立即停药。氯吡格雷是新型 ADP 受体拮抗剂,其化学结构与噻氯匹定十分相似,与后者不同的是口服后起效快,不良反应明显低于噻氯匹定,现已成为噻氯匹定替代药物。初始剂量为 300 mg,以后以 75 mg/d 维持。

2.抗凝血酶治疗

静脉滴注普通肝素一般用于治疗中危险和高危险组的患者,常先静脉注射 5 000 U 肝素,然后以 1 000 U/h 维持静脉滴注,调整肝素剂量使激活的部分凝血活酶时间(APTT)延长至对照值的 1.5～2 倍(无条件时可监测全血凝固时间或激活的全血凝固时间)。静脉滴注普通肝素治疗 2～5 天为宜,后可改为皮下肝素 7 500 U,12 小时 1 次,再治疗 1～2 天。

低分子量肝素:低分子量肝素为普通肝素的一个片段,平均分子量为 4 000～6 500,其抗因子 Ⅹa 的作用是普通肝素的 2～4 倍,但抗 Ⅱa 的作用弱于后者。在不稳定型心绞痛,早期使用可降低患者急性心肌梗死和心肌缺血的发生率,联合使用阿司匹林获益更大。

鉴于低分子量肝素与普通肝素比较,具有可皮下注射、应用方便、不需监测 APTT、较少发生肝素诱导的血小板减少、出血并发症低等优点,建议在某些情况下可用低分子量肝素代替普通肝素。各种低分子量肝素由于制作工艺不同,其抗凝疗效亦有差异,因此应强调个体化,不是泛指所有品种的低分子量肝素都能成为替代静脉滴注普通肝素的药物。普通肝素和低分子量肝素在不稳定型心绞痛/非 ST 段抬高心肌梗死治疗中都是作为 Ⅰ 类建议被推荐的。

3.硝酸酯类药物

硝酸酯类药物是控制心绞痛发作的抗缺血药物,其主要机制是松弛血管平滑肌发挥血管扩张作用,该药对静脉的扩张作用明显强于对动脉的扩张作用。周围静脉扩张可降低心脏前负荷,动脉扩张可减轻心脏后负荷,从而减少心脏做功和心肌耗氧量。硝酸酯类药物还可直接扩张冠状动脉,增加心肌血流,预防和解除冠状动脉痉挛。对于已有严重狭窄的冠状动脉,硝酸酯类药物可通过扩张侧支血管增加缺血区血流,改善心内膜下心肌缺血,并可能预防左心室重塑。

硝酸甘油是速效制剂,服用后无首过效应,常在心绞痛发作时舌下含服,可迅速发挥作用。

初次含服硝酸甘油应以 1 片为宜,心绞痛发作时若含服 1 片无效,可在 3～5 分钟内追加 1 次。对于已有含服经验的患者,心绞痛症状严重时也可 1 次含服 2 片。若连续含服硝酸甘油 3～4 片仍不能控制疼痛症状,需应用强镇痛剂以缓解疼痛,并随即采用硝酸甘油或硝酸异山梨酯静脉滴注。硝酸甘油静脉使用的剂量以 5 μg/min 开始,以后每 5～10 分钟增加 5～10 μg/min,直至症状缓解或收缩压降低 1.3 kPa(10 mmHg),最高剂量一般不超过 80～100 μg/min,一旦患者出现头痛或血压降低[SBP＜12.0 kPa(90 mmHg)]应迅速减少静脉滴注的剂量。维持静脉滴注的剂量以 10～30 μg/min 为宜。对于中危险和高危险组的患者,硝酸甘油持续静脉滴注 24～48 小时即可,以免产生耐药性而降低疗效。

常用的口服硝酸酯类药物为硝酸异山梨酯(消心痛)和 5-单硝酸异山梨酯。硝酸异山梨酯作用的持续时间为 4～5 小时,故以每天 3～4 次口服为妥,对劳力型心绞痛患者应集中在白天给药。若白天和夜间或清晨均有心绞痛发作,5-单硝酸异山梨酯可采用每天 2 次给药。硝酸酯类药物宜短期治疗,在一天内的投药次数至少应有 6～8 小时的间歇时间以避免产生耐药性。

4.β 受体阻滞剂

β 受体阻滞剂对减慢心率、降低体循环血压、减弱心肌收缩力、减少心肌耗氧量、改善缺血区氧的供需失衡及降低病死率有肯定的疗效。在无该药禁忌证的情况下应及早常规应用。首选具有心脏选择性的药物,如阿替洛尔、美托洛尔和比索洛尔等。除少数症状严重者可采用静脉推注 β 受体阻滞剂外,一般主张直接口服给药。剂量应个体化,根据症状、心率及血压情况调整剂量,不主张突然减药或停药。阿替洛尔常用剂量为 12.5～25 mg,每天 2 次;美托洛尔常用剂量为 25～50 mg,每天 2 次或每天 3 次;比索洛尔常用剂量为 5～10 mg,每天 1 次。不伴有劳力型心绞痛的变异型心绞痛患者不主张使用。β 受体阻滞剂治疗的绝对禁忌证为:①心率＜60 次/分;②动脉收缩压＜12.0 kPa(90 mmHg);③中重度左心衰竭(≥Killip Ⅲ 级);④Ⅱ 度、Ⅲ 度房室传导阻滞或 P-R 间期＞0.24 秒;⑤严重慢性阻塞性肺疾病或哮喘性支气管疾病发作期;⑥末梢循环灌注不良。β 受体阻滞剂治疗的相对禁忌证为:①哮喘病史;②周围血管疾病;③胰岛素依赖型糖尿病。

5.血管紧张素转换酶抑制剂(ACEI)

ACEI 主要作用机制是通过拮抗肾素-血管紧张素-醛固酮系统,改善心肌重塑、减少充血性心力衰竭的发生率和病死率。对于合并有充血性心力衰竭、左心室功能障碍(EF＜0.40)、高血压或糖尿病的患者均应服用 ACEI。常用的药物有短效的卡托普利;长效制剂如依那普利、培哚普利、福辛普利等,均为常用药,每天服药一次即可。少见不良反应是因体内缓激肽的降解减少而引起干咳,对血脂、血糖、尿酸等的代谢无影响。

ACEI 的禁忌证：①动脉收缩压＜12.0 kPa（90 mmHg）；②临床出现严重肾衰竭（血肌酐＞265 μmol/L）；③有双侧肾动脉狭窄病史者；④对 ACEI 制剂过敏者；⑤妊娠期、哺乳期妇女等。

八、不稳定型心绞痛的预后

4 个最重要的因素影响不稳定型心绞痛的近、远期预后。①左心室功能：为最强的独立危险因素，左心功能越差，其预后也越差。②冠状动脉病变部位和范围：左冠状动脉主干病变最具危险性，3 支冠状动脉病变的危险性大于双支或单支病变的危险性，前降支病变的危险性大于右冠状动脉和回旋支病变的危险性，近端病变的危险性大于远端病变的危险性。③年龄因素也是一个独立危险因素，主要与老年人的心脏储备功能和其他重要器官功能降低有密切关系。④合并其他器质性疾病如肾衰竭、慢性阻塞性肺疾病、未控制的糖尿病和高血压、脑血管病或恶性肿瘤等，可明显影响不稳定型心绞痛患者的近、远期预后。

不稳定型心绞痛的住院期间病死率大约为 4％，近期的危险性主要与急性心肌梗死及其并发症以及复发心肌缺血有关。在不稳定型心绞痛症状出现的 1 个月内危险性最高。急性缺血期过后无客观缺血证据的年轻患者预后较好，有心电图缺血改变者预后较差。有研究表明，在不稳定型心绞痛的第一年内，不稳定型心绞痛患者的心肌梗死发生率为 10％左右，而在第 2 年骤降到 2％。国外资料显示，在住院期间及 30 天内，不稳定型心绞痛/非 ST 段抬高型心肌梗死患者的病死率约为 ST 段抬高型心肌梗死患者的 1/2（10％比 19.9％），但远期（2 年）病死率较 ST 段抬高型心肌梗死患者略高，且再发心肌梗死的概率为 ST 段抬高型心肌梗死患者的 3 倍。

九、出院后的治疗

（一）冠心病一级预防

冠心病的一级预防即对危险因素的干预。公认的冠心病危险因素包括男性、早发冠心病的家族史、吸烟、高血压、糖尿病、既往有明确的脑血管病或周围血管阻塞史、重度肥胖。除性别与家族史外，其他危险因素都可以治疗或预防。此外，由于动脉粥样硬化始于儿童及青少年时期，故冠心病的预防应从儿童开始。预防措施主要包括以下几方面。①健康教育：对整个人群进行健康知识教育，提高公民的自我保健意识，改变不良的生活习惯，如戒烟、限酒、适当体力活动、控制体重、合理饮食、保持心理平衡等。②控制高危因素：针对冠心病的高危人群，如存在血脂异常、高血压、糖尿病、肥胖、有明确的脑血管或周围血管阻塞既往史等患者,应该给予积极处理。上述冠心病的一级预防措施也应贯穿于不稳定型心绞痛患者的处理全程。处理方法包括药物治疗和非药物治疗。

(二)不稳定型心绞痛患者二级预防及出院药物治疗

1.不稳定型心绞痛患者二级预防

不稳定型心绞痛的急性期通常为 2 个月,在此期间演变为心肌梗死或死亡的危险性最高。急性期过后,多数患者的临床过程与慢性稳定型心绞痛患者相同,可按慢性稳定型心绞痛指南进行危险分层和治疗。不稳定型心绞痛/非ST 段抬高型心肌梗死的平均住院时间应视病情而定。一般低危患者可住院观察治疗 3~5 天,高危患者可能需要延长住院时间。早期 PCI 可能缩短高危患者的住院时间。

不稳定型心绞痛患者出院后仍需定期门诊随诊。低危患者 1~2 个月随访1 次,中、高危患者无论是否行介入治疗,都应 1 个月随访 1 次,如果病情无变化,随访半年即可。

出院后患者应坚持住院期间的治疗方案,但必须适合门诊治疗特点,二级预防的目的是消除和控制存在的冠心病危险因素。所谓的 ABCDE 方案,A.阿司匹林,ACEI/血管紧张素 Ⅱ 受体拮抗剂(angiotensin receptor blocker,ARB)和抗心绞痛;B.β 受体阻滞剂和控制血压;C.降低胆固醇和戒烟;D.合理膳食和控制糖尿病;E.给予患者健康教育和指导适当的运动,对于防止复发性心肌缺血和心血管事件有帮助。

2.出院药物治疗

出院后的药物治疗目的。①改善预后:如阿司匹林、β 受体阻滞剂、调脂药物(特别是他汀类药物)、ACEI(特别是对 LVEF<40％的患者、糖尿病患者)等;②控制缺血症状:如硝酸酯类药物、β 受体阻滞剂和钙拮抗剂;③控制主要危险因素:如吸烟、血脂异常、高血压和糖尿病等。

急性期未行 PCI 或 CABG 的 ACS 患者,出院后经药物治疗心绞痛仍反复发作,或药物治疗后仍有严重慢性稳定型心绞痛,并适合做血管重建的,应行冠状动脉造影检查。下列情况也应做冠状动脉造影:①症状明显加重,包括不稳定型心绞痛复发;②高危表现,即 ST 段下移>0.2 mV,负荷试验时收缩压下降≥1.3 kPa(10 mmHg);③出现与缺血有关的充血性心力衰竭;④轻微劳力即诱发心绞痛(因心绞痛不能完成 Bruce 方案 2 级);⑤心脏性猝死复苏存活者。

第三节　急性 ST 段抬高型心肌梗死

一、概述

急性 ST 段抬高型心肌梗死(ST-elevated myocardial infarcti-on,STEMI)主要是由于冠状动脉粥样硬化斑块破裂或糜烂和血栓形成,导致冠状动脉血供急剧中断,使相应供血的心肌持久缺血所致的心肌坏死,在心电图上表现为 ST 段抬高,区别于非 ST 段抬高型急性冠脉综合征。

急性心肌梗死的发病率和病死率呈显著增长的趋势。美国每年约有 110 万心肌梗死患者,其中 45 万为再发患者。据欧洲瑞典 STEMI 发病率注册登记,其年发病率为 0.66‰。随着人口老龄化,现代生活节奏的加快,饮食习惯的改变以及社会、心理等因素的影响,我国急性心肌梗死的发病率呈逐年升高,且呈年轻化的趋势。现患心肌梗死约 200 万人,每年新发 50 万人。其中男性多于女性,北方多于南方。据《2013 年中国心血管疾病报告》显示,从 2005 开始,农村的急性心肌梗死发病率快速上升,到 2009 年已超过城市水平。

近年来,急性心肌梗死的治疗技术有了很大的发展。经皮冠状动脉介入治疗及循证医学为基础的药物治疗显著降低了急性心肌梗死患者的病死率。但另一方面使患者度过了急性期,增加了缺血性心脏病心力衰竭的患者。这些患者数量在全球范围内有所上升,而且往往预后不佳。

二、病理和病理生理

(一)不稳定斑块

不稳定斑块是 STEMI 的病理基础。典型的不稳定斑块主要包括大脂质池、薄纤维帽、大量巨噬细胞和 T 淋巴细胞以及少许平滑肌细胞或胶原等。研究发现炎症反应、氧化应激、细胞凋亡、斑块所受的应力和血流剪切力、新生血管、血管重构等与不稳定斑块的形成密切相关,其中炎症反应是不稳定斑块发生发展的核心。大量证据表明炎症介质对于调节各种细胞因子,从而参与动脉粥样硬化斑块的发展有着重要的作用,它是非继发性免疫反应的主要效应器。近期研究也证实,T 淋巴细胞介导的继发性免疫反应也参与不稳定斑块的产生。对于不稳定斑块分子机制的研究不仅有助于对急性心肌梗死病理生理学机制的理解，更为冠心病的危险分层、干预预防及预后判断开辟新的途径。

(二)血栓形成

斑块破裂和血栓形成是 STEMI 的主要机制，斑块破裂能引起 2/3～3/4 的 STEMI。斑块侵蚀与斑块出血也是造成血栓形成的重要原因。血小板在冠脉血栓形成中起了关键的作用。斑块破裂，冠脉血管内膜下胶原暴露，促进各种缩血管物质的释放，导致血小板的迅速黏附、聚集和激活。血小板激活后释放或激活多种介质，如血栓素 A_2、ADP 等，进一步促进血小板聚集体的形成，形成初级血栓-红色血栓，进而导致冠状动脉完全闭塞，心电图上可表现相应导联 ST 段抬高，相应供血心肌灌注受阻，心肌缺血，最后导致心肌细胞损伤或坏死。

(三)心肌坏死

心肌梗死后局部心肌缺血，低氧、酸中毒、氧化应激和细胞因子大量产生等因素促进心肌细胞的快速坏死。在动物实验中，冠脉血流阻断后 30～45 秒，心脏收缩和舒张功能就出现异常，30～40 分钟后心肌细胞出现肿胀及凋亡。若无再灌注或明显侧支循环，将在心肌梗死后 6 小时内出现心肌坏死。细胞死亡导致大量炎症细胞侵入，急性渗出性炎症反应暴发。心肌梗死 24 小时后，开始组织修复，包括巨噬细胞的激活，清除坏死心肌细胞；基质细胞的激活，如成纤维细胞和内皮细胞等，形成肉芽组织和新生血管。4 天后，炎症反应逐步消退，肉芽组织转变为胶原瘢痕组织。炎症细胞、成纤维细胞和内皮细胞凋亡。坏死心肌组织为非细胞组织代替。

(四)心室重塑

心室重塑开始于心肌梗死后数小时内，主要表现为梗死区变薄和拉长，称之为梗死区扩展(IE)，其原因主要是由于心肌细胞死亡导致心室壁内张力下降，胶原纤维侵入和周围非梗死段收缩牵拉。梗死区发生修复性纤维化，最终被瘢痕组织所填充，瘢痕组织是没有收缩功能的，因而心室壁活动受限，最终导致代偿性心室扩张。神经-体液因素，如 RASS 系统、交感神经的激活，TGF-β1、MMPs 等因子的调控等也在心室重塑中起了重要的协同作用。

三、临床表现

(一)诱发因素

多在春、冬季节发病，与气候寒冷及气温变化大相关。常见的诱发因素包括情绪激动、剧烈运动、饱食、发热等。其他因素如呼吸道感染、创伤、急性失血、出血性或感染性休克、主动脉瓣狭窄、肺栓塞、低血糖、应用可卡因和拟交感药、过敏等。

(二)缺血症状

1.先兆

发病前数天可有乏力、胸部不适、心悸、气急、烦躁、胸痛等前驱症状。心绞痛新发或发作较以往频繁、性质较剧、持续较久、硝酸甘油疗效差,心电图示ST段压低,T波倒置或增高("假性正常化"),应警惕近期内发生心肌梗死的可能。

2.胸痛

胸痛是大多数急性心肌梗死患者的最典型临床表现,需要注意胸痛的特征,包括部位、性质、放射部位、诱发、缓解因素和持续时间等。急性心肌梗死时胸痛性质与心绞痛相似,但更严重,且持续不能缓解。

典型缺血性胸痛多位于胸骨后,也可在左胸骨旁、心前区或越过前胸,有时不适位于颈前区、颌部或上腹部,可放射至左臂,亦可至右臂或两臂、肩、颈、齿、上腹和肩胛间等处,但颌以上和脐以下部位不适,不是急性心肌梗死的典型部位。伴随症状常有出汗、乏力、呼吸困难、焦虑、恐惧甚至晕厥等。

估计约20%的急性心肌梗死是无痛性即隐匿性,多见于老年患者和糖尿病患者,由于老人和糖尿病患者的预后更差,故须提高警惕。这些患者的急性心肌梗死可能以突发呼吸困难、乏力、头昏、恶心、呕吐、精神错乱、突发性意识改变、新发心律失常和血压下降等不典型临床表现,造成漏诊和误诊。

3.伴随症状

全身伴随症状包括发热、心动过速、白细胞计数增高和血沉增快等,由坏死物质吸收所引起,一般在疼痛发生24～48小时出现,程度与梗死范围常呈正相关,体温一般在38 ℃左右,很少超过39 ℃,持续约一周。消化道伴随症状可有频繁的恶心、呕吐和上腹胀痛,与迷走神经受坏死心肌刺激、心排血量降低、组织灌注不足等有关。下壁心肌梗死多见。

(三)并发症状

1.心律失常

急性心肌梗死患者中75%～95%可出现心律失常,多发生在起病1～2周,而以24小时内最多见,心律失常是急性心肌梗死早期死亡的重要原因之一。各种心律失常中以室性心律失常最多,尤其是室性期前收缩,如室性期前收缩频发

（每分钟 5 次以上）、成对出现或短阵室性心动过速，多源性或落在前一心搏的易损期（RonT 现象）属高危。房室传导阻滞和束支传导阻滞也较多见。完全性房室传导阻滞多见于下壁心肌梗死。前壁心肌梗死如发生房室或（和）室内传导阻滞表明梗死范围广泛。室上性心律失常则较少，多发生在心力衰竭患者中。由于再灌注治疗和 β 受体阻滞剂的广泛应用，心肌梗死后 48 小时内室性心律失常的发生率明显降低。低血钾、低血镁等电解质紊乱是室性心律失常的重要诱发因素。

2.心力衰竭

急性心肌梗死时的心力衰竭主要与大量心肌坏死、心室重构和心脏扩大有关，也可继发于心律失常或机械并发症。心肌梗死面积是决定心功能状态的重要因素，梗死面积占左心室的 20％时即可引起心力衰竭，梗死面积超过 40％则将导致心源性休克。ST 段抬高型心肌梗死急性期心力衰竭往往预示近期及远期预后不良。

根据有无心力衰竭表现及其相应的血流动力学改变，按 Killip 分级法将 STEMI 的心功能分为 4 级（表 6-3）。

表 6-3　急性心肌梗死后心力衰竭的 Killip 分级

分级	分级依据
Ⅰ级	无心力衰竭
Ⅱ级	有心力衰竭，肺部中下野湿啰音（肺野下 1/2）
Ⅲ级	严重的心力衰竭，有肺水肿、满布湿啰音（超过肺野下 1/2）
Ⅳ级	心源性休克、低血压[收缩压≤12.0 kPa(90 mmHg)]、发绀、少尿、出汗

（四）体征

无特异性的体征，体检可正常或非特异性改变。但合并心力衰竭的患者可有两肺啰音、S4 奔马律。二尖瓣乳头肌功能失调者，心尖区可闻及粗糙的收缩期杂音，心室间隔穿孔者，胸骨左下缘响亮的收缩期杂音，常伴震颤。初期血压常增高，但也可正常或减低。前壁心肌梗死可伴有交感活性亢进征象如心动过速、高血压等，而下壁心肌梗死可有心动过缓、低血压等。

检查要着眼于心功能的总体评估，监护生命体征，关注左、右心衰竭体征如 S3 奔马律、肺部啰音、颈静脉压增高等，严密观察心律失常和机械性并发症如听诊发现新的心脏杂音。如有灌注不足征象，要明确原因如血容量不足、右心或左心衰竭并予纠正。心源性休克时血压下降[收缩压<12.0 kPa(90 mmHg)，或平

均压下降＞4.0 kPa(30 mmHg)]、少尿(尿量＜17 mL/h)、神志模糊。急性右心衰竭主要表现为低心血量综合征,右心循环负荷增加,颈静脉怒张、肝大、低血压。

四、实验室和辅助检查

(一)心电图检查

对疑似 STEMI 胸痛患者,应在到达急诊室后 10 分钟内完成心电图检查,下壁心肌梗死时需加做 V_3R-V_5R 和 V_7-V_9。如早期心电图不能确诊时,需 5～10 分钟重复测定。T 波高尖可出现在 STEMI 超急性期,与既往心电图进行比较,有助于诊断。左束支传导阻滞患者发生心肌梗死时,心电图诊断困难,需结合临床情况仔细判断。强调尽早开始心电监测,以发现恶性心律失常。

心电图演变:V_1、V_2 导联心电监护能提高对 STEMI 诊断的敏感性和特异性。典型心电图表现为 ST 段抬高,持续数小时至数天,继以数小时至数天的 T 波倒置和出现 Q 波。急性 STEMI 时,心电图改变有以下 4 个互有重叠的演变阶段:①超急性期;②急性期;③亚急性期;④慢性期。

1.超急性期

始于起病数分钟,持续和演变约数小时。损伤区 T 波振幅增大、增宽即超急性期波形(图 6-1)。

2.急性期

数小时后,ST 段明显抬高、弓背向上,与直立的 T 波连接,形成单相曲线;数小时到 2 天内出现病理性 Q 波,同时 R 波减低,为急性期改变。

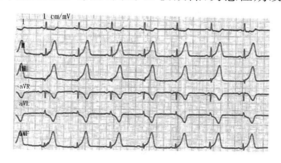

图 6-1　STEMI 超急性期心电图改变

需与其他 ST 段抬高情况鉴别,如心包炎,左心室肥大,J 点抬高和早期复极等。心包炎尤其值得关注,因为它的临床表现可能类似急性心肌梗死(图 6-2)。

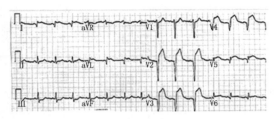

图 6-2　STEMI 急性期(前壁心肌梗死)心电图改变

3.亚急性期

此期 ST 段抬高开始恢复,而在 ST 段抬高的导联 T 波开始倒置,Q 波在 3～4 天内稳定不变,以后 70％～80％永久存在,ST 段抬高持续数天至 2 周左右 (图 6-3)。

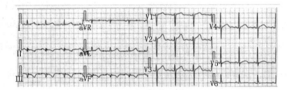

图 6-3　STEMI 亚急性期(下壁心肌梗死)心电图改变

4.慢性期

ST 段抬高的恢复变异极大。下壁心肌梗死一般在 2 周内完全恢复,但前壁 心肌梗死后恢复可能较慢,持续性 ST 段抬高常见于前壁大面积心肌梗死,提示 大面积心肌运动障碍或室壁瘤形成。对称性 T 波倒置,可能经历数周至数月恢 复,亦可永久存在(图 6-4)。

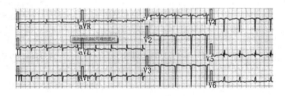

图 6-4　STEMI 慢性期(前间壁＋前壁心肌梗死)

早期再灌注治疗,能加速心电图演变的时程。ST 段迅速回落,T 波倒置和 R 波消失出现早,Q 波不出现或消失亦偶尔可以见到。

(二)血清心肌标志物检查

建议入院即刻、2～4 小时、6～9 小时、12～24 小时测定血清心肌标志物。 肌钙蛋白(cTn)T 或 I 是诊断心肌坏死最特异和敏感的首选标志物,STEMI 症状发生后2～4小时开始升高,10～24小时达到峰值,肌钙蛋白升高结合心肌缺血证据即可诊断STEMI。肌酸激酶同工酶(CK-MB)对判断心肌坏死的临床特异性较高,超过正常上限2倍以上并有动态变化。由于首次STEMI后肌钙蛋白将持续升高一段时间(7～14天),CK-MB适于诊断再发心肌梗死。连续测定CK-MB还可判定溶栓治疗的疗效,此时CK-MB峰值前移(14小时以内)。磷酸肌酸激酶(CK)由于广泛分布于骨骼肌,缺乏特异性,因此不推荐用于诊断STEMI。临床应用中除测定CK和CK-MB水平外,还要注意CK-MB占总CK的比值,在两者增高的情况下,该比值在4%～25%时,则急性心肌梗死(acute myocardial infarction,AMI)可能性大。天门冬氨酸氨基转移酶(AST)、乳酸脱氢酶(LDH)等对诊断STEMI特异性差,不再推荐用于诊断STEMI。肌红蛋白测定有助于早期诊断,但特异性较差(表6-4)。

表6-4 急性心肌梗死血清标志物

标志物	分子量	胸痛后升高时间(h)	达峰时间(h)	恢复时间(h)	增高倍数
CK	86	3～8	10～36	72～96	5～25
CK-MB	86	3～8	9～30	48～72	5～20
CTnT	39	3～6	12～48	5～14d	30～200
CTnI	24	5～8	14～48	4～10d	20～50
AST	93	8～12	16～48	3～6d	2～25

(三)其他实验室检查

入院时,常规检查全血细胞计数、血小板计数、常规血生化、血脂、凝血功能等,有助于评估合并症和预后及指导治疗。心肌损伤能引起多形核细胞增多,常使白细胞计数增至$(12～15)×10^9/L$,2～4天达到高峰。急性期炎症标志物如C反应蛋白,血沉等增加,有助于判断预后。

(四)冠状动脉造影术检查

冠状动脉造影是确诊冠心病的"金标准"。STEMI大多表现为梗死相关血管完全闭塞,不稳定斑块破裂和血栓形成。部分表现为次全闭。据文献报道,急性心肌梗死中,约6%的患者冠脉造影显示正常。目前认为冠脉造影正常的急性心肌梗死通常是由冠脉痉挛所致,其发生机制可能是冠状动脉痉挛、血栓自溶、冠状动脉病变发生在很小的血管,造影无法显示等。此外,冠脉解剖变异如冠状动脉开口异常,冠状动静脉瘘或心肌桥等亦可诱发STEMI。STEMI受累在常见的血管是左前降支,其次是右冠状动脉和回旋支。相对急性非ST段抬高型心肌梗死（NSTEMI），STEMI 更多见于单支血管的病变，而前者则 3 支病变较为常见。其不同心电图表现可能与心肌损伤的程度相关。冠状动脉的急性完全闭塞，导致透壁性心肌损伤，在心电图上表现为相关导联的 ST 段抬高，而在 NSTEMI 中，多为血管次全闭，出现心内膜下心肌损伤，不表现为 ST 段抬高。

（五）超声心动图检查

超声心动图在心肌梗死诊断中可评价心脏室壁节段的运动、室壁厚度、心腔形态、左心室收缩及舒张功能，评价存活心肌等。同时可进行排除性诊断，如二维超声可明确急性心包炎、心包积液的诊断，二维结合经食管超声可明确主动脉夹层的诊断等。心肌梗死在二维超声心动图上的特征性表现，节段性室壁运动异常的表现为：①室壁运动幅度减低、消失、反常（矛盾）运动；②室壁运动时间延迟；③心肌收缩时的变形及变形率减低；④心肌收缩运动梯度低下；⑤室壁收缩期增厚率减低、消失、负值。

五、诊断和鉴别诊断

STEMI 的诊断标准包括：①临床表现，即心肌缺血的症状，如胸痛等；②心肌标志物（首选心肌肌钙蛋白）的升高（至少有 1 次值超过 99% 参考值上限）；③特征性的心电图改变及动态演变；④冠心病危险因素如高血压、糖尿病、高脂血症、吸烟史，早发冠心病家族史等。鉴别诊断要考虑以下疾病。

（一）主动脉夹层

胸痛为向背部放射的严重撕裂样疼痛伴有呼吸困难或晕厥，但无急性心肌梗死心电图变化者，应警惕主动脉夹层。但如夹层累及冠脉，也可有类似心肌梗死的心电图 ST-T 改变。需主动脉 CT 造影明确诊断。

（二）急性肺栓塞

胸痛，常伴突发呼吸困难，咯血及严重低氧血症，心电图、D-二聚体检测及 CT 肺动脉造影有助于鉴别。下肢深静脉血栓的筛查也有助于诊断。

（三）急性心包炎

胸痛表现胸膜刺激性疼痛，向肩部放射，前倾坐位时减轻，可闻及心包摩擦音，心电图表现除 aVR 导联外的其余导联 T 段呈弓背向下型抬高，无镜像改变。

（四）其他

（1）气胸：可以表现为急性呼吸困难、胸痛和患侧呼吸音减弱，胸部平片可确诊。

（2）消化性溃疡：可有剑突下或上腹部疼痛，有时向后背放射，可伴晕厥、呕血或黑便。大便隐血试验、消化道内镜等可帮助诊断。

六、治疗

STEMI 的治疗原则是尽早诊断，尽早开通血管，"时间就是心肌，心肌就是生命"。研究证实，早期积极开通梗死相关动脉，恢复有效的心肌再灌注是降低STEMI 患者病死率、改善预后的关键。

（一）一般治疗

1.休息

发病后需立即休息，一般以短期卧床休息为宜，并对患者进行必要的解释和鼓励，使其积极配合治疗而又解除焦虑和紧张，以便得到充分休息及减轻心脏负担。

2.吸氧

急性心肌梗死患者常有不同程度的动脉血氧分压降低，在休克和左心室功能衰竭时尤为明显。对一般患者可能有利于防止心律失常，并改善心肌缺血缺氧，可有助于减轻疼痛。

3.生命体征监护

心电、血压和呼吸的监测，必要时还需监测肺毛细血管压和静脉压。心率、心律、血压和心功能的变化为适时采取治疗措施、避免猝死提供客观依据。

4.解除疼痛

心肌再灌注治疗开通梗死相关血管、恢复缺血心肌的供血是解除疼痛最有效的方法。但再灌注治疗前可选用下列药物尽快解除疼痛。吗啡或哌替啶（度冷丁）：吗啡 2～4 mg 静脉注射，必要时 5～10 分钟后重复，可减轻患者交感神经过度兴奋和濒死感。注意低血压和呼吸功能抑制的不良反应，但很少发生。

（二）再灌注治疗

早期开通闭塞的冠状动脉，使缺血心肌得到再灌注称之为再灌注治疗，濒临坏死的心肌可能得以存活，或坏死范围缩小，改善预后，是一种积极的治疗措施。再灌注治疗包括溶栓治疗、介入治疗和外科冠状动脉搭桥治疗。

1.溶栓治疗

早期静脉应用溶栓药物能提高 STEMI 患者的生存率，在患者症状出现后3 小时内开始用药，治疗效果最佳。

（1）溶栓药物。①非特异性溶栓药物，对血栓部位或体循环中纤溶系统均有作用:尿激酶和链激酶;②选择性作用于血栓部位纤维蛋白的药物:重组组织型纤维蛋白溶酶原激活剂(rt-PA);③单链尿激酶型纤溶酶原激活剂、甲氧苯基化纤溶酶原链激酶激活剂复合物。新的溶栓剂还包括 TNK-组织型纤溶酶原激活剂和葡激酶等。

(2)溶栓治疗的适应证和禁忌证。

适应证包括:①发病 12 小时以内到不具急诊 PCI 治疗条件的医院就诊、不能迅速转运、无溶栓禁忌证的 STEMI 患者均应进行溶栓治疗。②患者就诊早(发病≤3 小时)而不能及时进行介入治疗者,或虽具备急诊 PCI 治疗条件,但就诊至球囊扩张时间与就诊至溶栓开始时间相差>60 分钟。且就诊至球囊扩张时间>90 分钟者应优先考虑溶栓治疗。③对再梗死患者,如果不能立即(症状发作后 60 分钟内)进行冠状动脉造影和 PCI,可给予溶栓治疗。④对发病 12～24 小时仍有进行性缺血性疼痛和至少 2 个胸导联或肢体导联 ST 段抬高>0.1 mV 的患者,若无急诊 PCI 条件,在经过选择的患者也可溶栓治疗。由于中国人群的出血性卒中风险发病率较高,年龄>75 岁的患者,建议首选 PCI。

绝对禁忌证:①出血性卒中或原因不明的卒中。②6 个月内的缺血性卒中。③中枢神经系统创伤或肿瘤。④近期的严重创伤、手术、头部损伤(3 周内)。⑤近期胃肠道出血(1 个月)。⑥主动脉夹层。⑦出血性疾病。⑧难以压迫的穿刺(内脏活检、腔室穿刺)。

相对禁忌证:①6 个月内的短暂性脑缺血发作。②口服抗凝药物。③血压控制不良[收缩压≥24.0 kPa(180 mmHg)或者舒张压≥14.7 kPa(110 mmHg)]。④感染性心内膜炎。⑤活动性肝肾疾病。⑥心肺复苏无效。

(3)给药方案:①尿激酶 30 分钟内静脉滴注 150 万 U。②用链激酶 150 万 U 静脉滴注,60 分钟内滴完,此药具有抗原性,可能发生变态反应,不主张重复使用。以上两种药物在溶栓后均需普通肝素或低分子肝素辅助治疗。③rt-PA,100 mg 在 90 分钟内静脉给予(加速给药方案):先静脉注射 15 mg,继而 30 分钟内静脉滴注 50 mg,其后 60 分钟内再给予 35 mg。国内有报告,用上述剂量的一半也能奏效。给药前先静脉推注普通肝素 5 000 U,然后每小时 700～1 000 U,静脉滴注 48 小时,以后改为皮下注射 7 500 U,每 12 小时一次,或用低分子肝素替代,连用 3～5 天,须注意出血倾向,尤其颅内出血。

(4)溶栓再通的判断指标。

直接指征:冠状动脉造影观察血管再通情况,通常采用 TIMI 分级。①TIMI 0 级:梗死相关冠状动脉完全闭塞,远端无造影剂通过;②TIMI 1 级:少量造影剂通过血管阻塞处,但远端冠状动脉不显影;③TIMI 2级:梗死相关冠状动脉完全显影,但与正常血管相比血流较缓慢;④TIMI 3级:梗死相关冠状动脉完全显影且血流正常。根据 TIMI 分级达到2、3级者表明血管再通,但2级者通而不畅。

间接指征:①心电图抬高的 ST 段于2小时内回降>50%;②胸痛于2小时内基本消失;③2小时内出现再灌注性心律失常(短暂的加速性室性自主节律,房室或束支传导阻滞突然消失,或下后壁心肌梗死的患者出现一过性窦性心动过缓、窦房传导阻滞)或低血压状态;④血清 CK-MB 峰值提前出现在发病14小时内。具备上述4项中2项或2项以上者,考虑再通;但第②和③两项组合不能被判定为再通。

2.介入治疗

急诊经皮冠状动脉介入术或称直接 PCI 术,是指患者未经溶栓治疗,直接进行经皮冠状动脉血管成形术。其中支架植入术的效果优于单纯球囊扩张术。发病数小时内进行的紧急 PTCA 及支架术已被公认为是一种目前最安全、有效的恢复心肌再灌注的手段,其特点是梗死相关血管再通率高和残余狭窄低。溶栓失败未达到再灌注也可实行补救 PCI。心肌梗死发生后,尽早恢复心肌再灌注能降低近期病死率,预防远期的心力衰竭发生。

直接 PCI 较溶栓相比,具有以下优点:①应用于不宜溶栓的患者,即扩大了治疗范围;②可以即刻了解冠状动脉解剖状况,同时评估左心室功能,因而可以进行早期危险分层;③迅速使梗死相关血管再通;④心肌缺血复发、再梗死和再闭塞发生率低;⑤高危者存活率较高;⑥心肌再灌注损伤和心脏破裂的发生率低;⑦致命性颅内出血风险降低;⑧缩短住院天数。

STEMI 患者行直接 PCI 治疗仅限于发病12小时以内者。超过12小时者仅限于症状持续不缓解或血流动力学不稳定者。鉴于 STEMI 患者接受急诊 PCI 治疗的生存率与开始治疗时间密切相关,国际 STEMI 指南将急性心肌梗死直接 PCI 从就诊到球囊扩张的时间<90分钟作为目标值。

对 STEMI 合并心源性休克患者不论发病时间也不论是否曾溶栓治疗,均应紧急冠状动脉造影,若病变适宜,立即直接 PCI;药物治疗后血流动力学不能迅速稳定者应用主动脉内球囊反搏术(IABP)支持。

接近50%的 STEMI 患者都有多支重要血管的病变。在首次 PCI,只处理有与梗死相关的动脉(犯罪血管)。目前没有证据支持急诊介入治疗与此次心肌梗死不相关病灶。唯一除外的情况,当急性 STEMI 合并心源性休克时,所有主要血管都存在严重病变,应达到完全血管重建。

3.外科冠状动脉搭桥治疗

冠状动脉造影显示不适合介入治疗的患者可行急诊冠脉搭桥术,在国内开展的非常少。

(三)抗栓治疗

抗栓治疗非常重要,包括抗血小板治疗和抗凝治疗。抗血小板药物包括阿司匹林、氯吡格雷、替格瑞洛或普拉格雷、糖蛋白Ⅱb/Ⅲa受体拮抗剂(阿昔单抗、依替巴肽或替罗非班)。抗凝药物包括普通肝素、低分子肝素和比伐卢定。

1.抗血小板治疗

(1)阿司匹林:是冠心病治疗的基石。大量临床研究表明,阿司匹林显著降低急性心肌梗死患者的病死率,而不增加出血或卒中风险。为了迅速达到治疗的血药浓度,心肌梗死急性期,阿司匹林首次负荷剂量300 mg,患者咀嚼药片促进口腔黏膜吸收,其后100 mg/d长期维持。

(2)二磷酸腺苷(APD)受体拮抗剂:直接PCI前给予负荷剂量氯吡格雷600 mg。不论患者是否溶栓治疗,若未服用过噻吩并吡啶类药物,应给予氯吡格雷负荷量300 mg,以后75 mg/d维持。推荐氯吡格雷加阿司匹林联合应用至少12个月。在长期维持中,氯吡格雷75 mg/d也单用于阿司匹林不能耐受的患者。

(3)血小板糖蛋白Ⅱb/Ⅲa受体拮抗剂:血小板糖蛋白Ⅱb/Ⅲa受体介导的血小板聚集是红色血栓形成的最后共同途径,通过阻断该途径的血小板糖蛋白Ⅱb/Ⅲa受体拮抗剂成为急性心肌梗死和PCI患者治疗的有效手段。但血小板糖蛋白Ⅱb/Ⅲa受体拮抗剂在降低缺血事件的同时可能增加出血并发症,对长期预后产生不良影响。因此血小板糖蛋白Ⅱb/Ⅲa受体拮抗剂对STEMI行直接PCI患者不应常规应用,可应用于血栓负荷较高或冠脉慢血流的患者。静脉制剂包括阿昔单抗、依替非巴肽和替罗非班。

2.抗凝治疗

凝血酶使纤维蛋白原转变为纤维蛋白是最终形成血栓的关键环节,因此抑制凝血酶至关重要。推荐所有STEMI患者使用抗凝治疗。

(1)普通肝素:已经证实,普通肝素能够降低STEMI接受溶栓患者早期病死率。因此,建议溶栓患者早期常规给予静脉普通肝素48小时。一般使用方法是静脉推注普通肝素70 U/kg,然后静脉滴注15 U/(kg·h)维持,每4~6小时测定APTT,使APTT为对照组的1.5~2倍,一般在48~72小时后改皮下注射7 500 U,每12小时一次,注射2~3天。溶栓制剂不同,肝素用法也不同,rt-PA

治疗中需充分抗凝,而尿激酶和链激酶只需溶栓治疗后行皮下注射治疗,而不需溶栓前的静脉使用。在直接 PCI 中,普通肝素推荐按需给药,使 APTT 值达到要求,注意:若需用 GPⅡb/Ⅲa 受体拮抗剂,肝素剂量需酌情减量。

(2)低分子肝素:绝大多数情况下,因其不需监测凝血时间、肝素诱导的血小板减少症发生率低等优点,低分子肝素已经取代了普通肝素。研究表明,对不适合溶栓的 STEMI 患者,低分子肝素相比普通肝素,能显著降低主要有效终点 30 天全因病死率和非致死再次心肌梗死的发生率,但严重和轻微出血显著增加,总病死率不增加,净临床获益倾向低分子肝素。具体用法如下。依诺肝素用法:年龄<75 岁,血肌酐≤221 μmol/L(男)或≤177 μmol/L(女)者,先静脉推注 30 mg,15 分钟后开始 1 mg/kg 皮下注射,1 次/12 小时。≥75 岁者,不用静脉负荷量,直接 0.75 mg/kg 皮下注射,1 次/12 小时。肌酐清除率<30 mL/min 者,给予 1 mg/kg 皮下注射,1 次/24 小时。

(3)磺达肝葵钠:是第一代合成型戊糖类似物,仅与 Xa 因子发生作用。磺达肝葵钠与低分子肝素的适应证类似,但不推荐单独用 STEMI 行 PCI 的术中用药,因为与依诺肝素相比,它显著增加导管内血栓和冠脉并发症的发生率。具体用法为皮下注射 2.5 mg/d。

(4)比伐卢定:是一种直接凝血酶抑制剂,其有效成分为水蛭素衍生物片段,通过直接并特异性抑制Ⅱa 因子活性,能使活化凝血时间明显延长而发挥抗凝作用。比伐卢定越来越多地应用于各种类型的冠状动脉疾病。另外,在肾功能不全需要抗凝的患者中,比伐卢定也是个良好的选择。与水蛭素不同,在 PCI 中,比伐卢定也不需要进行抗凝检测。

(四)抗缺血和稳定斑块治疗

1.硝酸酯类

通过扩张冠状动脉,增加冠状动脉血流量以及增加静脉容量,而降低心室前负荷。大多数心肌梗死患者有应用硝酸酯药物指征,而在下壁心肌梗死、可疑右心室梗死或明显低血压的患者[收缩压<12.0 kPa(90 mmHg)],尤其是合并心动过缓时,不适合应用。具体药物介绍详见"稳定型心绞痛"部分。

2.β受体阻滞剂

β受体阻滞剂抗心肌缺血的机制和用法详见"稳定型心绞痛"部分。

3.他汀类药物

大量研究证实,他汀类药物可以改善急性心肌梗死患者的短期和长期预后。这一获益除与他汀类药物可降低低密度脂蛋白胆固醇外,还与其"多效性"密切相关。他汀类药物可能通过对炎症系统的调节，稳定斑块，改善内皮细胞功能等，从而减少梗死面积，减轻炎症反应，有利心肌细胞的存活。近期临床研究还提示，高强化他汀治疗与低强化治疗相比，能进一步降低 STEMI 患者的非致命性临床终点事件。因此，所有 STEMI 患者排除禁忌后，建议应尽早强化使用。具体请参见"稳定型心绞痛"部分。

（五）改善预后治疗

1.ACEI/ARB

大规模临床随机研究已明确 ACEI 有助于改善恢复期心肌的重构，减少急性心肌梗死的病死率和心肌梗死后充血性心力衰竭的发生。除非有禁忌证，应全部选用，但前壁心肌梗死或有心肌梗死史、心力衰竭和心动过速等高危患者受益更大。通常在初期 24 小时内开始给药，但在完成溶栓治疗后并且血压稳定时开始使用更理想。一般从小剂量口服开始，防止首次应用时发生低血压，在24～48 小时内逐渐达到足量。ACEI 不能耐受者可选择 ARB。

2.β 受体阻滞剂

β 受体阻滞剂不仅能改善心肌缺血症状，还有效改善心室重塑，减少心律失常，显著降低心血管事件的发生率。研究显示短期试验中 STEMI 患者病死率降低 4％，长期试验中 STEMI 患者病死率降低 29％。病死率降低的部分原因是心源性猝死发生率的降低。β 受体阻滞剂配合其他药物还能逆转心室重构，显著改善左心室功能。

（六）并发症的处理

1.心律失常治疗

除 β 受体阻滞剂外，临时和长期抗心律失常治疗仅用于致命性或有严重症状的心律失常。目前流行病学资料表明，室性期前收缩频发和成对出现并不一定增加心室颤动危险，但需密切监测。如室性心动过速、心室颤动和完全性房室传导阻滞威胁患者的生命，需要紧急处理，但必须建立在积极治疗心肌缺血、纠正电解质和酸碱平衡紊乱等治疗基础上进行。预防性应用其他药物（如利多卡因）增加死亡危险，故不推荐应用。

（1）室性期前收缩和非持续性室性心动过速：可不用抗心律失常药物治疗。持续性单形性室性心动过速不伴心绞痛、肺水肿或低血压，可选用利多卡因50～100 mg 静脉注射，每 5～10 分钟重复一次，至室性心动过速消失或总量已达 3 mg/kg，继以 1～4 mg/min 的速度静脉滴注维持。也可用静脉应用胺碘酮，

10分钟内注射150 mg,然后1 mg/min维持6小时,继续0.5 mg/min维持。胺碘酮是唯一对左心室功能降低的患者无严重的促心律失常作用的抗心律失常药物,因此是左心室功能降低患者的可选药物。如室性心动过速持续存在或影响血流动力学需进行起始能量为50 J的同步电复律治疗。

(2)持续性多形性室性心动过速或心室颤动:尽快采用非同步直流电除颤,起始电量为200 J。如果不成功,给予300~360 J重复除颤。

(3)缓慢的心律失常:可用阿托品0.5~1 mg静脉注射。

(4)房室传导阻滞发展到Ⅱ度或Ⅲ度:伴有血流动力学障碍者,宜用临时心脏起搏器起搏治疗,待传导阻滞消失后撤除。

(5)急性心肌梗死24小时内禁用洋地黄类药物。室上性快速心律失常用洋地黄制剂、维拉帕米等药物不能控制时,可考虑用同步直流电转复窦性心律,或采用快速起搏的超速抑制疗法。

2.心力衰竭和休克

急性心肌梗死引起的泵衰竭可表现为左心室衰竭。静脉滴注硝酸甘油可减轻左心室前负荷和扩张冠状动脉改善血流,也可应用吗啡(或哌替啶)、利尿剂或用多巴酚丁胺静脉滴注等治疗。洋地黄制剂可能引起室性心律失常,宜慎用。由于最早出现的心力衰竭主要是坏死心肌间质充血、水肿引起顺应性下降所致,而左心室舒张末期容量尚不增大,因此在梗死发生后24小时内,宜尽量避免使用洋地黄制剂。

心源性休克患者的心排血量显著降低,用主动脉内球囊反搏术进行辅助循环,积极选择冠状动脉造影,PCI开通闭塞冠状动脉或冠状动脉搭桥术再灌注治疗,可提高患者的生存率。根据休克纯属心源性,或尚有周围血管舒缩障碍,或血容量不足等因素存在,选择不同药物治疗。

(1)补充血容量:估计有血容量不足,或中心静脉压和肺小动脉楔压低者,用低分子右旋糖酐或5%~10%的葡萄糖液,输液后如中心静脉压上升>18 cmH$_2$O,肺小动脉楔压>2.4 kPa(18 mmHg),则应停止。右心室梗死时,中心静脉压的升高则未必是补充血容量的禁忌。

(2)应用升压药:补充血容量,血压仍不升,而肺小动脉楔压和心排血量正常时,提示周围血管张力不足,可在5%的葡萄糖液100 mL中加入多巴胺10~30 mg或去甲肾上腺素0.5~1 mg静脉滴注。

(3)应用血管扩张剂:经上述处理,血压仍不升,而肺小动脉楔压增高,心排血量低或周围血管显著收缩,以致四肢厥冷并有发绀时,谨慎使用血管扩张药物如硝普钠、硝酸甘油等可能有益。

（4）IABP：IABP 使左心室收缩期后负荷降低，减少心肌需氧量，同时，心脏舒张压增高，增加冠状动脉血流灌注和微循环功能，减轻心肌缺血。IABP 适用于 STEMI 合并低血压、低心排血量及对药物治疗无效的心源性休克患者。对大面积 STEMI 或高危患者应考虑预防性应用 IABP。

（七）右心室梗死的处理

可以表现为无症状右心室功能不全或心源性休克，许多患者可在数周至数月恢复正常。下壁心肌梗死中，近一半有右心室缺血，但只有 10%～15% 有明确的血流动力学异常。下壁心肌梗死时的低血压、无肺部湿啰音和颈静脉压升高的临床三联征，是右心室梗死的特征。右胸导联 V_4R 上 ST 段上抬 0.1 mV 是右心室梗死的最特异表现。治疗措施与左心室梗死略有不同，治疗包括早期维持右心室前负荷、降低后负荷、增加右心室收缩力和早期再灌注治疗，宜补充血容量，在 24 小时内，可静脉输液 3～6 L，直到低血压得到纠正，或肺毛细血管压达 2.0～2.4 kPa（15～18 mmHg）；如补液 1～2 L，低血压未能纠正，可用正性肌力药物（尤其是盐酸多巴酚丁胺）。不宜用利尿剂和血管扩张剂。伴有房室传导阻滞时，可予临时起搏，但保证房室收缩协调对维持前负荷相当重要。

（八）康复治疗

康复的目的是通过制定合理的运动处方和安全的日常生活活动范围，评价康复运动效果，用以指导患者的临床治疗，促进患者回归正常生活，预防心脏事件的发生，降低发病率和病死率，提高生存质量，主要以运动康复为主。

运动康复缺乏标准方案，目前仍然处于多元化的阶段。常用的运动强度是 40%～80% 峰值氧摄入量，或 60%～80% 心率储备。可以采用小肌群抗阻训练，但强调小负荷、短时间、小运动量。高强度有氧训练、间断性训练和抗阻训练的安全性也已经得到证实，可以显著提高运动耐力，改善心脏功能和血管内皮功能，提高生活质量。心脏运动康复强调个体化、循序渐进、坚持系统性和长期性的原则。

七、预防和预后

（一）二级预防

急性心肌梗死患者的二级预防措施应包括以下几个方面。

1.生活方式干预

戒烟，低盐低脂饮食，控制体重，适当运动。

2.控制冠心病危险因素

控制血压、血糖、血脂,治疗心功能不全及心律失常。

3.药物治疗

包括抗血小板、β受体阻滞剂、ACEI/ARB、他汀类药物等。

4.其他

调整社会-心理活动,如控制抑郁、焦虑等。定期医院随访。

(二)预后

急性心肌梗死患者的预后受多种因素的影响,包括年龄、Killip 分级、延迟治疗时间、治疗模式、既往心肌梗死史、肾功能、糖尿病、冠状动脉病变、射血分数等。据国外报道,由于直接 PCI、抗栓药物的使用和二级预防的普及,STEMI 短期及长期病死率近年来逐步下降,但心肌梗死后 6 个月内病死率仍高达 12%,在高危人群中,这个数字可能更高。因此,对 STEMI 防治的探索任重而道远。

第七章

先天性心脏病

第一节 先天性心脏病相关性肺动脉高压

肺动脉高压（pulmonary arterial hypertension，PAH）是一种肺血管增生性病变，可由多种心肺疾病所引起。其主要特征是肺血管压力和阻力进行性升高，造成右心负荷增大及功能不全、肺血流减少和一系列相应临床表现。

大多数先天性心脏病（congenital heart disease，CHD）存在体循环和肺循环之间的分流，即体-肺分流，PAH是其常见并发症。30％未经手术治疗的先天性心脏病患者会发生肺动脉高压。PAH的性质和程度对先天性心脏病手术适应证、治疗结果、患者的存活率及生活质量产生了重要影响。

一、先天性心脏病相关性肺动脉高压的分类

在WHO于2008年修订的威尼斯分类中，根据病理解剖特点将先天性（体-肺分流）心脏病相关性PAH的分流类型分为3类：①简单分流（如房间隔缺损、室间隔缺损、动脉导管未闭，和无梗阻的完全型或部分型肺静脉异位引流）；②复合分流；③复杂分流（如肺血流不受限/肺循环不受保护的永存动脉干、单心室和房室间隔缺损）。目前常用的临床分类方法也是由WHO制定的，先天性（体-肺分流）心脏病相关性PAH的临床分类如下。

（一）Eisenmenger综合征

存在大型缺损，肺血管阻力严重升高，右向左分流或左右双向分流。存在发绀、红细胞增多和多器官受累。

（二）左向右分流伴PAH

存在中型至大型缺损，肺血管阻力轻度至中度升高，仍为明显的左向右分

流,静息状态下无发绀。

(三)小型缺损伴PAH(缺损大小仅适用于成年患者)

存在小型缺损(超声心动图评估得出的缺损有效直径:室间隔缺损<1 cm,房间隔缺损<2 cm),临床表现类似特发性肺动脉高压。

(四)心脏外科手术后的残留PAH

在先天性心脏病已经手术纠正且无明显残余缺损或手术损害,但术后或术后不久又出现PAH,或在数月或数年后又出现PAH。

Eisenmenger综合征患者存在长期、大量体-肺分流,使肺血管阻力增高,等于或超过体血管阻力,从而引起逆向分流。Eisenmenger综合征患者多存在心室水平的分流,并累及多脏器功能。患者出现发绀、继发性红细胞增多,由于心排血量下降可出现晕厥、房性心律失常。心力衰竭症状标志着患者预后极差。患者活动耐量明显下降,呼吸困难。支气管动脉扩张可引起咯血,随着血液黏滞度增加,可出现血栓栓塞性事件,如脑卒中、肺栓塞。同时,Eisenmenger综合征患者也是脑脓肿、感染性心内膜炎、肺炎的高危人群。此外,由于心力衰竭引起肾小球缺氧、缺血,可导致肾功能不全。

二、发病机制和影响因素

(一)发病机制

(1)内皮功能失调与肺血管收缩病程早期,肺血管反应性增强和肺血管收缩是造成PAH的主要成因。某些先天性(体-肺分流)心脏病造成肺血流量增大,血流剪切力引起肺血管内皮细胞损伤和功能失调,使其产生的血管舒张物质(一氧化氮、前列腺素)减少,血管收缩物质(血栓素、内皮素)增加,造成肺血管收缩、肺动脉压力升高和血管平滑肌细胞增生。

(2)肺血管重构病程后期,肺血管重构是肺动脉压持续增高的主要原因,但其发生机制尚未明确,无法以单一理论进行解释。肺血管重构时:①内皮细胞结构与功能异常,血管平滑肌细胞表型改变;②血管平滑肌细胞增生造成正常情况下为非肌性结构的外周肺血管发生异常肌化;③血管平滑肌增生和细胞外基质合成增多造成靠近中央部位的肌性肺血管中膜增厚;④血管平滑肌进入内皮下层和细胞外基质沉积造成肺血管腔闭塞。从而发生器质性肺血管病变,肺血管阻力(pulmonary vascular resistance,PVR)增高。

（二）影响因素

1.解剖因素

先天性心脏病的缺损类型、大小和部位都是 PAH 的重要影响因素。室间隔缺损是最常见的引起 PAH 的简单缺损，其次为房间隔缺损和动脉导管未闭。在>2 岁的先天性心脏病患者中，室间隔缺损者的 PAH 发生率为 10％，而房间隔缺损者为4％～6％。而永存动脉干、完全型房室间隔缺损等复杂型先天性心脏病患者的 PAH 发生早，进展快，程度重。

有 50％的大型室间隔缺损（直径>1.5 cm）患者，如不在 2 岁以内进行修补就会造成 Eisenmenger 综合征，这些患者占室间隔缺损总体人群的 10％。仅有 3％的小型和中型室间隔缺损患者发生 PAH。

在缺损大小相等时，静脉窦型房间隔缺损比继发孔型房间隔缺损更容易发生 PAH，双动脉下型室间隔缺损比膜周型室间隔缺损更容易发生 PAH。

2.遗传因素

不同个体的肺血管反应性存在差异，即使在相同诱发因素的刺激下，其发生 PAH 的快慢和程度均不同。虽然左向右分流型先天性心脏病时，肺循环的长时间高血流量灌注是造成 PAH 的主要原因，但个别仅存在少量左向右分流的先天性心脏病患者却迅速发生严重 PAH。此时无法使用体-肺循环分流理论进行解释，而极有可能存在某些遗传因素。对于这类患者，应准确评估 PAH 的程度和性质并分析原因，切忌盲目手术。

在某些先天性心脏病患者中，PAH 存在遗传易感性的特点，且可能与染色体异常有关。某些合并 21 三体症的大型左向右分流先天性心脏病患者，其 PAH 出现得更早，程度更重，更易进展成 Eisenmenger 综合征，这类患者更需要尽早手术。

三、病理生理学

根据病理生理学变化可将病程分为 3 个阶段：①早期阶段为肺血流增多、肺血管处于正常阻力、高压力状态，即高动力性肺高压。严格来说，此时并不应该建立 PAH 诊断，因为诊断 PAH 必须包括 PCWP<2.0 kPa(15 mmHg)，而大型缺损引起分流患者的一般都>2.0 kPa(15 mmHg)；②中期阶段为肺血流增多、肺血管处于高阻力、高压力状态，即达到先天性（体-肺分流）心脏病相关性 PAH 诊断标准；③晚期阶段则为不可逆的肺血流减少、肺血管处于高阻力、高压力状态，即 Eisenmenger 综合征。

四、临床表现

(一)症状

先天性心脏病相关性 PAH 患者通常因左向右分流造成肺血增多,而出现反复呼吸道感染、喂养困难、呼吸急促、充血性心力衰竭和生长发育落后等早期症状,但 2 岁前很少发生肺血管梗阻性病变。在病程中期,尤其是大多数未经治疗的大型缺损患者逐渐出现肺血管病变,PVR 升高使左向右分流量减少,患者的呼吸道感染次数减少,喂养困难好转,症状似乎"减轻"。但当病程进展至晚期时,PVR 等于或高于体血管阻力(systemic vascular resistance,SVR),其体-肺分流的方向变为双向分流或右向左分流,此时患者会出现发绀,即发生 Eisenmenger 综合征。其活动耐量下降,可有眩晕或晕厥,提示心排血量下降。

(二)体征

先天性心脏病相关性 PAH 的早期体征是在心脏缺损引起杂音的同时,还存在右心室搏动增强和肺动脉第二心音(P_2)亢进。随着 PAH 的进展,心脏杂音逐渐减弱,P_2进一步增强且明显亢进。在肺动脉瓣区可扪及肺动脉瓣关闭所产生的叩击感。部分患者因右心室扩大和肺动脉扩张而产生三尖瓣关闭不全和肺动脉瓣关闭不全所致的反流性杂音,或出现第二心音(S_2)宽分裂。但 Eisenmenger 综合征时,心脏缺损造成的杂音反而消失,仅留下响亮的 P_2,听诊时可为单一金属音。

(三)心电图检查

早期心电图可提示左心室占优势,前侧壁导联 Q 波存在,后期出现右心室肥厚,电轴右偏,前侧壁导联 Q 波消失。晚期可出现快速性房性心律失常。

(四)胸部 X 线片检查

病程早期因存在大量左向右分流,胸片可见心影增大、肺血管扩张,肺野外侧带可见较粗的肺血管纹理。到病程中晚期或 Eisenmenger 综合征时,胸片可见肺动脉段凸出及右下肺动脉扩张,肺门血管扩张后骤然缩小(截断现象),伴外周肺血管纹理稀疏或呈枯枝样改变。

(五)超声心动图检查

超声心动图检查是筛查 PAH 的最重要无创方法,除了可根据三尖瓣反流和经缺损分流的流速来换算估测肺动脉压力[如三尖瓣反流速度>3 m/s 时,估测肺动脉收缩压>5.3 kPa(40 mmHg)],还可用来评估心内缺损、大血管畸形等,排除左心病变所致的逆向性肺动脉压力升高,并可评估病情严重程度和预后。

(六)心脏磁共振检查

作为随访期间评价右心血流动力学参数的重要无创手段,可评估右心室大小、形状和功能、每搏输出量、心排血量、右心室质量、肺动脉扩张程度。如与基线值相比,患者出现每搏输出量下降、右心室舒张末期容积增加、左心室舒张末期容积减少,提示预后较差。

(七)心导管检查

心导管检查作为确诊 PAH 的"金标准",对制订治疗方案有极其重要的作用。可测定肺动脉收缩压、舒张压、平均压、右心房压和 PCWP 等压力数据,并计算 PVR、肺循环血流量与体循环血流量的比值(Qp∶Qs)和心排血量。

心导管检查时,可通过急性肺血管扩张试验来判定患者的肺血管反应性。给患者吸入或注射急性扩血管药物(腺苷、伊洛前列素),来观察用药前后心排血量、肺动脉平均压(mPAP)和 PVR 的变化。

试验结果的阳性标准为:试验后 mPAP<5.3 kPa(40 mmHg),mPAP 下降程度>10%,心排血量正常范围,PVR<6 wood·m²。对于体肺分流相关性 PAH 的患者来说,急性肺血管扩张试验不仅能指导治疗方案,更重要的是能判定患者是否具有手术适应证。

五、诊断标准和分级

现行的先天性心脏病相关性 PAH 诊断标准为:海平面安静呼吸时,右心导管测得的 mPAP≥0.3 kPa(2 mmHg),且左心房压、PCWP 或左心室舒张末压<2.0 kPa(15 mmHg),以及静息状态下的 PVR>3 Wood·m²。如无右心导管数据时,多普勒超声心动图估测的肺动脉收缩压>5.3 kPa(40 mmHg)时,可初步诊断 PAH。

根据肺动脉平均压数据将 PAH 的严重程度分 3 级:轻度[3.3~5.3 kPa(25~40 mmHg)]、中度[5.5~9.3 kPa(41~70 mmHg)]和重度[>9.3 kPa(70 mmHg)]。

WHO 制定的 PAH 患者功能分级评价标准是最有价值的临床指标,具体如下。

(一)Ⅰ级

体力活动不受限,日常体力活动不会导致气短、胸痛或黑矇。

（二）Ⅱ级

体力活动轻度受限，静息时无不适，但日常活动会导致气短、乏力、胸痛或近乎晕厥。

（三）Ⅲ级

体力活动明显受限，静息时无不适，但低于日常活动量时即出现气短、乏力、胸痛或近乎晕厥。

（四）Ⅳ级

无法进行任何体力活动，存在右心衰竭的表现，静息时存在气短、乏力，任何体力活动均可加重症状。

六、治疗

（一）一般治疗

1.运动

制定个体化运动方案，以不引起明显气短、眩晕、胸痛为宜。患者必须在无症状、能量充足时进行运动，不可在饭后或极端气温下运动。

2.预防感染

先天性（体-肺分流）心脏病相关性 PAH 患者是肺炎、感染性心内膜炎的高危人群。此类感染会加重病情进展，并具致死性。推荐患者接种肺炎球菌疫苗。

3.高海拔状态

距离海平面 1 500～2 000 m 可引起肺血管收缩，并可引起肺泡低氧血症，建议避免至高原地区旅行或乘坐飞机。

4.妊娠和避孕

妊娠和分娩可造成 PAH 患者病情恶化或死亡，Eisenmenger 综合征患者的此类病死率高达 30%～50%。建议发绀型先天性心脏病和 Eisenmenger 综合征育龄女性采取合理的避孕措施。

（二）支持治疗

1.放血疗法

如血细胞比容＞65%，并有高血黏度症状时，如头痛、耳鸣、眩晕、视物模糊、注意力不集中、感觉异常、肌肉痛等，应考虑放血治疗。以 5 mL/kg（最大250 mL）匀速放血，同时输入等量生理盐水或葡萄糖溶液。每年放血不超过 2～3 次。

2.氧疗

吸氧对于右向左分流状态的先天性心脏病 Eisenmenger 综合征患者的疗效目前仍有争议。对于吸氧后动脉血氧饱和度增幅＞5％～10％者,推荐长期氧疗。

3.抗凝治疗

严重先天性心脏病相关性 PAH 患者易发生肺栓塞和脑栓塞,但目前对 Eisenmenger 综合征患者是否应用抗凝药物仍有争议。Eisenmenger 综合征患者在没有明显出血或咯血史的前提下,如存在肺动脉血栓形成或心力衰竭,可考虑给予口服抗凝药。

4.利尿剂

先天性心脏病 PAH 患者发生右心衰竭时,体液潴留会造成中心静脉压升高、下肢浮肿、胸腔积液等,应给予利尿剂治疗。治疗期间需维持水、电解质等内环境稳定。

5.心律失常

Eisenmenger 综合征患者常见室上性心律失常,而室性心律失常较为少见,不推荐Ⅰ类抗心律失常药和β受体阻滞剂,因为其负性肌力作用较大。地高辛可减慢心室率,不降低心肌收缩力,因此可考虑给予地高辛控制心室率。

6.钙通道阻滞剂

目前不推荐 Eisenmenger 综合征患者使用钙通道阻滞剂,其负性肌力作用以及降低 SVR 可加重病情恶化。

(三)PAH 靶向治疗药物

1.一氧化氮

可使用吸入一氧化氮来治疗先天性心脏病相关性 PAH,但需在呼吸机支持下使用。吸入剂量尚无统一标准,且具有一定的毒副作用,一般认为 5～80 mg/kg 的低剂量是安全有效的。

2.前列环素类静脉注射

依前列醇能改善 Eisenmenger 综合征患者的血流动力学以及活动耐量,但是必须经中心静脉导管给药,留置中心静脉导管增加栓塞和脓毒血症的风险。

贝前列环素是唯一能口服的前列环素类药物,但是对于先天性(体-肺分流)心脏病相关性 PAH 的疗效仍不明确。

伊洛前列素是前列环素的衍生物,与前列环素具有相同的疗效,通过增加 cAMP 浓度来有效降低 PVR。在不具备吸入一氧化氮的条件时,可通过吸入伊洛前列素来代替。

前列环素类药物的口服和吸入制剂对 Eisenmenger 综合征的疗效仍在研究中。

3.磷酸二酯酶 5 抑制剂

西地那非可改善 Eisenmenger 综合征患者和先天性(体-肺分流)心脏病相关性 PAH 患者的血流动力学以及活动耐量,并可降低 PVR,患者对该药的耐受性好。Eisenmenger 综合征患者可考虑使用西地那非治疗,但不建议用于儿科患者。口服西地那非剂量为:0.35～0.5 mg/kg,3 次/天。

第二节　房间隔缺损

房间隔缺损(atrial septal defect,ASD)约占所有先天性心脏病的 10%,是最常见的先天性心脏病之一,在成人先天性心脏病中居于首位。男女发病率之比约为 1∶2。存在高原地区发病率高于平原地区的趋势。ASD 既可作为一个单独存在的畸形,也可合并其他先天性心脏畸形。

一、胚胎学和病因学

人类胚胎发育的第 4.5～5 周时,原始心房开始出现分隔。在其顶部后壁的中线位置长出新月形的原发隔(第Ⅰ隔),原发隔前后肢向下生长,与房室管中央的心内膜垫相接合。两者之间形成的拱形开孔称为原发孔(第Ⅰ孔)。此时,右心房血流经原发孔流入左心房。随着心内膜垫和原发隔组织的生长,原发孔逐渐变小并最终关闭。

原发孔闭合前,原发隔上部靠背侧区域内发生吸收和成孔。先产生一些小孔,再融合成一个大孔,即继发孔(第Ⅱ孔)。之后,在原发隔的右侧顶部,又生长出一个也呈新月形的继发隔(第Ⅱ隔)。继发隔下缘朝着下腔静脉入口生长,逐渐覆盖继发孔。位于右侧的继发隔下缘与位于左侧的原发隔上缘相互接触,但不融合,留下一个开孔,即卵圆孔。菲薄的原发隔组织在卵圆孔内形成一个活瓣结构,即卵圆孔帘。在胎儿期,来自胎盘的血流经脐静脉汇入下腔静脉,使下腔静脉血流的含氧量较高,卵圆孔活瓣结构使下腔静脉血流在此被引导入左心房,再进入左心室和主动脉弓,供应头部和冠状动脉。

出生后随着呼吸机制启动,回流至左心房的肺静脉血流量增多,左心房压升高使得原发隔紧贴于继发隔上,卵圆孔关闭,在房间隔右侧面留下一个名为卵圆窝的结构。

原始心房分隔过程中,房间隔的生发、融合和吸收发生异常,会导致 ASD。原发隔吸收过度或继发隔发育障碍造成原发隔和继发隔边缘无法融合,形成继发孔型 ASD。而原发孔型 ASD 则是由于心内膜垫发育不全造成靠近房室瓣位置的房间隔缺失所致。如果出生后在卵圆孔位置上的原发隔和继发隔未能贴合并关闭,则形成了卵圆孔未闭。

二、解剖和病理学

房间隔的右心房面,其头端为上腔静脉入口,尾端为下腔静脉入口,内侧为三尖瓣入口,在这 3 个入口之间为卵圆窝。卵圆窝是左右心房之间真正的分隔结构。卵圆窝的上缘为肌性边缘,即由心房壁内折形成的继发隔。卵圆窝下缘为非肌性边缘,其前下方为冠状静脉窦和 Koch 三角,房室结位于该三角内。卵圆窝前缘与左心房和主动脉根部相连。

ASD 可分为 5 种类型,其中 4 种见图 7-1。

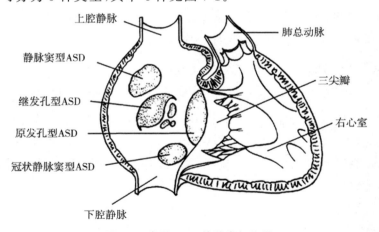

图 7-1　常见 ASD 的种类与位置

(一)卵圆孔未闭(patent foramen ovale,PFO)型 ASD

成人中的发生率为 10%～35%,有 25% 的人终身保持卵圆孔"针尖样开放"。正常情况下,左心房压力高于右心房压力,使卵圆孔帘紧贴继发孔边缘而不出现分流,因此无症状。当胸腔内压力增高,右心房压力超过左心房压力,卵圆孔帘被推开而发生经 PFO 的右向左分流,右心房的非氧合血进入左心房,其至会造成较明显发绀。有些成人在做捏鼻鼓气动作、抬举重物或用力排便时,会发生这种现象。有时,某些心脏疾病造成心房扩张,卵圆孔帘无法完全遮蔽住继发孔边缘而造成分流。如果右心房内存在小型血栓,则可能经 PFO 进入左心房,易于造成心脑血管意外等体循环栓塞,这被称之为反常栓塞(矛盾性栓塞),多见于成年女性和老年人。

(二)继发孔型 ASD

原发隔上的卵圆孔帘发育不全,未能完全遮蔽继发孔而造成继发孔型 ASD,为 ASD 的最常见类型,占 ASD 的 75%。缺损常位于心房间隔中央的卵圆窝内,有时也称为"卵圆窝型 ASD"。大多数病例为单个大型缺损,常呈椭圆形或圆形,直径 2～4 cm 或更大。而小型继发孔型 ASD 有时不易与 PFO 鉴别。也可为原发隔组织上存在多个大小不一的小型开孔形成筛孔样缺损。

大多数继发孔型 ASD 有完整的卵圆窝缘,冠状窦开口位于缺损前下方,缺损下缘与房室瓣之间存在较多的房间隔组织,距离房室结较远,关闭缺损时不易损伤传导组织。低位大型缺损的下缘靠近下腔静脉入口,卵圆窝缘可能仅留下条索状的残迹或完全消失,此时难以鉴别缺损下缘与下腔静脉入口之间的界限。当包括卵圆窝缘在内的房间隔完全缺如,且缺损后缘的房间隔组织极少,即整个房间隔完全没有发育出来时,则形成"共同心房"。

(三)静脉窦型 ASD

缺损常位于卵圆窝后上方、上腔静脉开口与右心房连接的部位,又被称之为"上腔静脉型 ASD",是一种高位 ASD,占 ASD 的 5%～10%。缺损上方为骑跨在左右心房上的上腔静脉开口,前下缘为房间隔组织,后缘为右心房游离壁。缺损直径一般与上腔静脉直径相仿,罕有大型缺损。由于上腔静脉骑跨在缺损上方,有时来自上腔静脉的非氧合血会经缺损进入左心房,造成一定程度发绀。常合并有右肺上叶静脉异常连接到上腔静脉和右心房连接处,或直接汇入上腔静脉。

罕见情况下,此静脉窦型 ASD 会位于紧靠下腔静脉开口处的位置,形成一个低位 ASD,又被称为"下腔静脉型 ASD",造成下腔静脉血流可同时进入左右心房。常伴有右肺下叶静脉异常连接到下腔静脉和右心房连接处。

(四)冠状静脉窦型 ASD

冠状静脉窦开口于右心房,收集心脏冠状静脉的回心血流。冠状静脉窦开口上游的管形结构大部分位于左心房内,当冠状静脉窦壁存在缺损时,冠状静脉窦就与左心房产生直接交通。冠状静脉窦壁缺损大小不一,从数毫米到左心房内的冠状静脉窦壁完全缺如。造成一部分左心房血流进入冠状静脉窦壁缺损,经冠状静脉窦流出到右心房内,形成左右心房之间的间接分流。虽然房间隔完整,但确实经冠状静脉窦壁缺损发生了位于心房水平的左向右分流,形成生理学意义上的 ASD。而当右心房压力高于左心房压力时,又会出现右向左分流而造成发绀。

此类缺损常伴有残存的左上腔静脉与冠状静脉窦直接相连,此时来自左上腔静脉的非氧合血经冠状静脉窦壁缺损直接进入左心房,会造成一种强制性的右向左分流和发绀。

(五)原发孔型 ASD

缺损呈月牙形,位于紧靠房室瓣的房间隔下部。从胚胎发育角度而言,原发孔型 ASD 与原发隔并无关系,是由于心内膜垫发育不全而造成靠近房室瓣位置的房间隔缺失。因此,更确切地来说,该缺损实际上是房室间隔缺损的一部分,常合并有二尖瓣前瓣裂缺引起的二尖瓣关闭不全。

三、病理生理学和自然病史

ASD 的血流动力学是心房水平存在分流,大多数患者为左向右分流,无发绀。正常情况下,左心房压力为 $1.1 \sim 1.3$ kPa($8 \sim 10$ mmHg),右心房压力为 $0.5 \sim 0.7$ kPa($4 \sim 5$ mmHg),但心房间的压力差并非形成分流的主要因素。造成分流的主要原因是左右心室顺应性的差异。左心室壁厚且心室腔狭长,右心室壁薄且心室腔宽阔,右心室的舒张顺应性高于左心室,且三尖瓣瓣口面积(成人为 $11 \sim 13$ cm²)大于二尖瓣瓣口面积(成人为 $4 \sim 6$ cm²),因此右心室的舒张期充盈能力高于左心室,使得右心室更易于在心脏舒张期得到来自其上游心房的血流而充盈。ASD 较大时,左心房血流更易于在舒张期经 ASD 进入右心房,造成左向右分流。

初生婴儿的肺动脉压力高,右心室壁较厚,顺应性较差,因此其右心房压力可能高于左心房压力,会存在一过性的 ASD 右向左分流而出现短暂发绀。当其肺血管阻力降低,右心室顺应性增高后,则转为左向右分流,发绀消失。

婴幼儿期,左右心室的心肌厚度、顺应性,以及体血管阻力和肺血管阻力比较接近,因此经 ASD 的血液分流量不是很大。随着年龄增长,肺血管阻力进一步降低,使得右心室压力降低,右心室顺应性进一步增大。此时,经 ASD 的左向右分流量增大,肺循环血流增多,体循环血流减少,右心导管检查常发现肺循环血流量（Qp）为体循环血流量（Qs）的 2～4 倍。患者开始逐步出现右心房、右心室增大，肺动脉增粗，肺循环充血。肺循环充血造成患儿易发生肺炎，体循环血流减少造成其生长发育受到影响，部分患儿体格发育低于同龄正常人群。

一般来说，ASD 患者除心脏杂音以外，早期常无其他明显症状。流经右心的血流量增大导致血液在右心流动的时间延长及肺动脉关闭延迟，造成第二心音固定分裂，以及肺动脉瓣相对性（生理性）狭窄导致的收缩期杂音。大型 ASD 的患者可能存在右心血流量增大造成三尖瓣相对性（生理性）狭窄，而闻及舒张期隆隆样杂音。患者能多年良好耐受右心室和肺血管床容量超负荷，仅有少数婴幼儿因大型 ASD 而发生充血性心力衰竭。

肺血流量持续增多，形成了先天性（体-肺分流）心脏病 PAH 的病理生理基础。由于发育成熟的肺血管床容量大、阻力低，因此仅有 5% 的 ASD 患儿肺动脉压高于 6.7 kPa（50 mmHg），患者在 20 岁以前很少出现明显 PAH。居住在高海拔地区的患者发生 PAH 的年龄可能更早。成年患者中，静脉窦型 ASD 比继发孔型 ASD 更易于造成 PAH。20 岁以上的患者，多会发生肺血管梗阻性病变、肺循环阻力升高和 PAH。40 岁以上病例中的 PAH 发生率高达 50%。一旦发生右向左分流和发绀，即 Eisenmenger 综合征，则丧失手术适应证。

在幼儿中，直径>8 mm 的 ASD 几乎不可能自发性闭合，直径<5 mm 的继发孔型 ASD 常有自发性闭合，4 岁前的自发闭合率可达 15%。某些 PFO 或 ASD 直径<5 mm 的患者，可能终身无症状。而静脉窦型 ASD、冠状静脉窦型 ASD 和原发孔型 ASD，则无自发性闭合可能。

未经手术治疗的 ASD 患者的平均寿命一般不超过 50 岁。大型 ASD 患者的平均死亡年龄为 36 岁，25% 病例于 27 岁前死亡，50% 病例于 36 岁前死亡，75% 病例于 50 岁前死亡，90% 的病例于 60 岁前死亡。其晚期死亡的主要原因是右心功能衰竭和房性心律失常。房性心律失常的发生率随年龄增长而升高，50 岁以上的 ASD 患者的房性心律失常发生率高达 83%。房性心律失常可能导致右心房内血栓形成、反常栓塞、卒中的风险增加。而且，年龄越大者，右心功能衰竭造成充血性心力衰竭的发生率越高。因此，未经治疗的大型 ASD 会使患者的生活质量和预期寿命极大降低。

四、临床表现

（一）症状

不合并其他心脏畸形的单纯 ASD 患者常缺乏典型症状，症状出现的时间和严重程度取决于缺损的大小。小型 ASD 患者可能终身无症状，缺损较大者会在婴儿期较早出现症状。

婴幼儿的左右心室厚度和左右心室充盈阻力的差异小于成人和年长儿，因此分流量不会很大，2 岁以内因出现症状而就诊者不足患者总数的 10%。大型 ASD 婴儿可能在喂奶或哭吵后出现一过性发绀。有些婴幼儿易于发生反复呼吸道感染或肺炎，但仅有极少数人会发生室上性心动过速。

部分年长儿活动后可能会心悸、气促或易感疲劳。大多数患者在青年期仍能正常生活，但少数人可能会有咳嗽、咯血。

病程晚期时，可能会因肺动脉过度扩张压迫喉返神经引起声音嘶哑，及 Eisenmenger 综合征时心房水平右向左分流造成发绀。部分成年患者会出现右心功能不全的症状。很多成年 ASD 患者的主要症状多为运动时呼吸困难、无法耐受运动和各种房性心律失常，且许多人是常规医学检查时偶尔发现 ASD。

静脉窦型 ASD、冠状静脉窦型 ASD 和大型 ASD 形成共同心房的患者也会出现发绀。

(二)体征

生长发育一般正常，少数患者较为瘦弱。胸廓视诊时可见心前区较饱满，婴幼儿可见心前区搏动明显。随着年龄增长，扩大的右心室将胸骨和左前胸肋骨向前推顶，年长儿可有较为明显的心前区隆起。心前区触诊时可感觉到有搏动性抬举。

大量血液流经肺动脉瓣而产生肺动脉瓣相对性狭窄，因此可在胸骨左缘第 2～3 肋间闻及柔和的收缩期喷射性杂音，通常为 2/6～3/6 级，偶有震颤。由于右心室大量血流进入肺动脉，造成肺动脉瓣关闭延迟，因此存在 P_2 亢进和第二心音固定性分裂(＞0.05 秒)，年龄越大越明显。婴儿期时不易通过听诊闻及，一般在三四岁后趋于明显，这具有重要诊断意义。大型 ASD 患者，因大量血流经三尖瓣口进入右心室，造成三尖瓣相对性狭窄，心前区可闻及短促的舒张期中期隆隆样杂音。如合并明显的三尖瓣关闭不全，则还会在胸骨左缘下部闻及粗糙的收缩期杂音。

对于存在 PAH 的年长患者，其肺动脉瓣区的收缩期杂音减轻，但 P_2 更加亢进响亮，第二心音分裂时程变窄或消失，三尖瓣相对性狭窄的舒张期中期杂音消失。

(三)X 线胸片检查

X 线胸片检查主要表现为：①心脏扩大，右心房和右心室最为明显，右前斜位照片中更为清晰;②肺动脉段突出;③肺门阴影增深,肺野充血,在透视下有时可见到"肺门舞蹈症",晚期病例可有钙化形成;④主动脉弓缩小。⑤一般并无左心室扩大,可与室间隔缺损或动脉导管未闭相鉴别。

(四)心电图检查

心电图检查显示 P 波增高,电轴右偏,常在 $+60°\sim+180°$。大部分病例可有不完全性或完全性右束支传导阻滞和右心室肥大,伴有 PAH 者可有右心室劳损。额面心向量图示 QRS 环呈顺钟向转位,环体主体部位于 X 轴的下方。

(五)超声心动图检查

房间隔回声带上出现局部回声失落或中断是诊断 ASD 的直接征象。继发孔性 ASD 的回声失落多发生在房间隔中部,静脉窦型 ASD 的回声失落位于房间隔顶部,原发孔型 ASD 的回声失落位于房间隔下部。缺损处断端回声增强,增宽,随心动周期中左右摆动。右心室容量负荷过重表现较明显,右心室腔扩大;各切面上右心室腔测值有不同程度的增大。四腔观显示右心房心室大于左心房心室,房间隔呈弧形向左侧膨出。分流量大的患者,心室短轴观显示右心室腔并非呈正常的新月形或三角形,而是成半圆形。室间隔正常弧度变小甚至成平直,伴心脏顺时针转位。致右心室完全覆盖左心室前方,三尖瓣环扩大,三尖瓣叶活动幅度大,右心室流出道、肺动脉瓣环增宽搏动增强。主动脉根部短轴观示右心室流出道、肺总动脉、左右肺动脉均有不同程度扩大,活动幅度大,伴 PAH 时可见肺动脉瓣提前关闭,开放时间短,伴室间隔运动异常。心室短轴观显示室间隔正常弧度变小,趋平坦,严重者室间隔呈反向运动。

四腔观彩色多普勒超声显示红色血流穿越房间隔进入右心房并指向三尖瓣,收缩期中晚期及舒张期见流速增大,彩色明亮,肺动脉内及三尖瓣口可出现折返性彩色血流。

五、治疗

与外科直视修补术相比,经心导管介入封堵术具有创伤小、并发症少、住院时间短等优势。自 1979 年 William Rashkind 成功经皮封堵 ASD 以来,此技术不断发展,操作更加简化且更安全有效,尤其在二维或三维经食管超声心动图技术的引导下,已日臻完善,目前已成为 ASD 的主要治疗方式。ASD 封堵术在我国已全面推广,经验趋于成熟,符合介入治疗条件的 ASD 患者,其总体成功率接近 100%。

(一)适应证

(1)年龄≥3 岁,体重>5 kg。

(2)左向右分流的继发孔型 ASD,直径 5～36 mm。

(3)缺损边缘至冠状静脉窦、上/下腔静脉及肺静脉的距离≥5 mm,至房室瓣≥7 mm。

(4)房间隔直径>所选用封堵伞左心房侧的直径。

(5)有反常栓塞,或分流造成房性心律失常的病史。

(6)二尖瓣球囊扩张手术后明显的心房水平左向右分流。

(7)外科直视修补术后残余缺损。

(8)不合并必须外科手术的其他心脏畸形。

(二)禁忌证

(1)原发孔型 ASD 及冠状静脉窦 ASD。

(2)体重<5 kg。

(3)用该装置不能封堵的多发 ASD。

(4)严重 PAH 已有右向左分流者。

(5)新近发生的心肌梗死、不稳定型心绞痛及失代偿型充血性心力衰竭。

(6)右心室和(或)左心室失代偿,射血分数<30%。

(7)近期有感染性疾病、出血性疾病,以及左心房或左心耳血栓。

(8)伴有与 ASD 无关的严重心肌疾病或瓣膜疾病。

(三)并发症

(1)封堵器脱落。

(2)残余分流。

(3)血栓栓塞。

(4)心律失常。

(5)心脏损伤,心肌损伤标志物(肌钙蛋白Ⅰ)升高。

(6)血管并发症及感染。

第八章

心脏瓣膜病

第一节 二尖瓣关闭不全

一、病因

二尖瓣正常关闭依赖于其瓣叶、瓣环、腱索、乳头肌及左心室结构和功能的完整性与协调性,其中任何一个发生结构异常或功能失调,均可导致二尖瓣关闭不全。二尖瓣关闭不全的病因大多为风湿性,其中约1/2患者合并二尖瓣狭窄,男性较多见。其他原因引起的多为二尖瓣脱垂、乳头肌功能不全和左心室增大所致的功能性二尖瓣关闭不全。

(一)慢性二尖瓣关闭不全

1.风湿性心脏瓣膜病

由于风湿热造成的瓣叶损害所引起者最多见,占全部二尖瓣关闭不全患者的1/3,且多见于男性。病理变化主要是炎症和纤维化使瓣叶变硬、缩短、变形、粘连融合、腱索融合短缩。约有50%的患者合并二尖瓣狭窄。

2.冠心病

心肌梗死后以及慢性心肌缺血累及乳头肌及其邻近室壁心肌,引起乳头肌纤维化伴功能障碍。

3.二尖瓣脱垂

二尖瓣脱垂是指在收缩期二尖瓣的一叶或二叶瓣膜膨向左心房,伴有或不伴有二尖瓣反流。其患病率为1%～2.5%。原发性二尖瓣脱垂常伴有二尖瓣环扩张,异常腱索附着和二尖瓣黏液样变性,导致二尖瓣组织冗长和腱索过长,二尖瓣的1个瓣膜或2个瓣膜在收缩期凸入左心房。瓣膜完全黏液样变性可导致重度二尖瓣反流。二尖瓣脱垂在西方发达国家较多见。病因未明，可能与胶原代谢异常有关。二尖瓣脱垂有时为家族性，呈常染色体显性遗传。部分二尖瓣脱垂者可在 Grave 病、镰状细胞贫血，房间隔缺损、马方综合征以及风湿性心脏病患者中检出。

二尖瓣脱垂的超声心动图诊断标准为胸骨旁左心室长轴切面或其他切面可见二尖瓣脱垂至二尖瓣环上方 $\geqslant 2$ mm 处。二尖瓣脱垂可导致左心房和左心室的扩大。左心房扩张可导致心房颤动，二尖瓣脱垂伴中度至重度二尖瓣反流最终可能导致肺动脉高血压、左心室功能不全和充血性心力衰竭。猝死是二尖瓣脱垂患者的罕见并发症，发生率不到 2%，年病死率不足 1%，室性快速性心律失常是其常见的原因。大多数二尖瓣脱垂综合征患者的预后良好，男性和女性经年龄校正后的生存率相似。

4.先天性畸形

二尖瓣裂缺，最常见于心内膜垫缺损或纠正型心脏转位；心内膜弹力纤维增生症；降落伞型二尖瓣畸形。

5.二尖瓣环钙化

为特发性退行性病变，多见于老年女性患者。此外，高血压，马方综合征，慢性肾衰竭和继发性甲状腺功能亢进的患者，亦易发生二尖瓣环钙化。

6.左心室扩大

任何病因引起的明显左心室扩大，均可使二尖瓣环扩张和乳头肌侧移，影响瓣叶的闭合，从而导致二尖瓣关闭不全。

7.其他少见病因

如系统性红斑狼疮、类风湿关节炎、梗阻性肥厚型心肌病、强直硬化性脊椎炎等。

(二)急性二尖瓣关闭不全

急性二尖瓣关闭不全多因腱索断裂，瓣膜毁损或破裂，乳头肌坏死或撕裂以及人工瓣膜替换术后开裂而引起。可见于感染性心内膜炎、急性心肌梗死、穿透性或闭合性胸外伤及自发性腱索断裂。

二、病理生理

慢性二尖瓣关闭不全的主要病理生理改变是左心室每搏量的一部分反流入左心房，使向前射出的每搏量减少。在射血前期，血液即可反流。反流量的大小决定于左心房室间的压力差，反流的瓣口面积，左心室射血时间，向主动脉射血时的阻抗等因素。由于患者左心室壁张力不高,氧耗量并不明显增加。慢性二尖瓣关闭不全左心房压力在心脏收缩时虽极度升高,但舒张时迅速下降。故其压力增高的程度不如二尖瓣狭窄严重,肺淤血和肺血管变化也较轻。因此,呼吸困难、咯血等肺部症状也较不明显。一旦出现症状,则提示患者有一定程度的心功能不全,临床症状恶化意味着泵功能进行性下降。由于左心房、左心室的扩大和压力的增高,导致肺部淤血、肺动脉高压和右心负荷增大,而使右心室、右心房肥大,终于引起右心衰竭。

急性二尖瓣关闭不全的血流动力学改变和临床意义与慢性二尖瓣关闭不全差别很大,由于急性二尖瓣关闭不全患者原左心房大小和顺应性正常,一旦出现急性二尖瓣反流,左心房压和肺毛细血管楔压迅速升高,导致肺部淤血、急性肺水肿发生。

三、临床表现

发病年龄和性别,大致和二尖瓣狭窄类似,以青壮年女性多见。

(一)症状

通常情况下,从初次风湿性心肌炎到出现明显二尖瓣关闭不全的症状可长达 20 年;一旦发生心力衰竭,则进展迅速。轻度二尖瓣关闭不全者,多无明显自觉症状。中度以上的关闭不全者,因回流入左心房血量增多,心搏量减少,可出现疲倦、乏力和心悸、活动后气促等症状。重度二尖瓣关闭不全可出现:劳动性呼吸困难,疲乏,端坐呼吸等,活动耐力显著下降。急性肺水肿、咯血和右心衰竭是较晚期出现的症状,发生率较二尖瓣狭窄低。晚期右心衰竭时可出现肝脏淤血肿大,有触痛,踝部水肿,胸腔积液或腹水。急性二尖瓣关闭不全者可很快发生急性左心衰竭或肺水肿。

(二)体征

1.心脏听诊

心尖区闻及全收缩期吹风样杂音,响度在 3/6 级以上,多向左腋传导,吸气时减弱,反流量小时音调高,瓣膜增厚者杂音粗糙。前叶损害为主时,杂音向左腋下或左肩胛下传导;后叶损害为主者,杂音向心底部传导。可伴有收缩期震颤。心尖区第一心音减弱,或被杂音掩盖。由于左心室射血期缩短,主动脉瓣关闭提前,导致第二心音分裂。严重二尖瓣关闭不全者可出现低调的第三心音。闻及二尖瓣开瓣音提示合并二尖瓣狭窄,但不能除外二尖瓣关闭不全。严重的二尖瓣关闭不全患者,由于舒张期大量血液通过,导致相对性二尖瓣狭窄,故心尖区可闻及低调,短促的舒张中期杂音。肺动脉高压时,肺动脉瓣区第二心音亢进。二尖瓣关闭不全的病变类型不同,可出现不同的杂音。如关闭不全合并狭窄,除了收缩期杂音外,还有狭窄的舒张期杂音。这些杂音的响度常与病变性质相关,如以关闭不全为主,收缩期杂音比较明显,以狭窄为主,舒张期杂音就较为显著。

2.其他体征

动脉血压正常而脉搏较细小。心界向左下扩大,心尖区此刻触及局限性收缩期抬举样搏动,说明左心室肥厚和扩大。肺动脉高压和右心衰竭时,可有颈静脉怒张,肝大,下肢水肿。

四、实验室及辅助检查

(一)X线检查

左心房的显著扩大是二尖瓣关闭不全的特有征象。后前位放射线胸片显示主动脉弓缩小,肺动脉段凸出,有时呈动脉瘤状,左心房双重阴影,显著扩大,左心室也向左向下扩大,肺门血管明显增深,可有肺动脉高压表现,肺野有淤血征象。右前斜位食管钡餐造影片示食管被扩大的左心房推向右后方。左心室扩大时,在左前斜位片上可见心脏、食管和膈肌的三角区缩小或消失。

(二)心电图检查

轻度关闭不全者可正常,中度以上关闭不全者,显示P波增宽而有切迹,电轴左偏,逆钟向转位,左心室肥大,伴有肺动脉高压和右心室负荷过重者可示双心室肥大劳损。心律异常多见。心房颤动,可有传导阻滞或偶发性室性期前收缩。

(三)超声心动图检查

单纯性二尖瓣关闭不全者二维超声心动图显示二尖瓣前后瓣叶在收缩期对合错位或呈分层改变,同时显示瓣叶增厚、钙化斑块、挛缩和瓣下结构畸形,甚至可示瓣叶脱垂,腱索松弛冗长或断裂等。左心室前后径增大,左心房内径显著增大。多普勒示全收缩期湍流频谱。彩色多普勒示收缩期蓝色血流,经瓣孔反流入左心房,按范围和幅度反映关闭不全程度。

(四)左心室造影检查

可见造影剂由左心室反流入左心房内,而且能显示出瓣环的大小、反流量的多少以及其充盈范围和浓度,从而可以估计关闭不全的程度。

五、诊断与鉴别诊断

根据既往有风湿热病史或手术创伤史,体征上心尖区有抬举性搏动、响亮的全收缩期杂音,向左腋下传导,结合心电图、X 线检查,典型二尖瓣关闭不全的诊断一般不难。超声心动图检查有助于明确二尖瓣关闭不全的病因,并对二尖瓣关闭不全的鉴别诊断有起重要作用。二尖瓣关闭不全需注意与下列情况进行鉴别。

(一)功能性心尖区收缩期杂音

约 1/2 的正常儿童和青少年可在心前区闻及收缩期杂音,响度在 1/6～2/6 级,短促,性质柔和,不掩盖第一心音,无心房和心室的扩大。亦可见于发热,贫血,甲状腺功能亢进等高动力循环状态,原因消除后杂音即消失。

(二)相对性二尖瓣关闭不全

可发生于由于各种原因引起的左心室或二尖瓣环明显扩大,造成二尖瓣相对关闭不全而出现心尖区收缩期杂音。如高血压、主动脉瓣关闭不全、心肌炎、扩张型心肌病、贫血性心脏病等。

(三)室间隔缺损

胸骨左缘第 3～4 肋间闻及粗糙的全收缩期杂音,常伴有收缩期震颤,杂音向心尖区传导,心尖冲动呈抬举样。心电图及 X 线检查表现为左右心室增大。超声心动图显示心室间隔连续中断,彩色多普勒血流显像可证实心室水平存在左向右分流。

(四)三尖瓣关闭不全

胸骨左缘下端闻及局限性吹风样的全收缩杂音,吸气时杂音增强,呼气时减弱。肺动脉高压时,肺动脉瓣第二心音亢进,颈静脉 V 波增大。可有肝脏搏动,肿大。心电图和 X 线检查可见右心室肥大。超声心动图可明确诊断。

(五)主动脉瓣狭窄

心底部主动脉瓣区或心尖区可听到响亮粗糙的收缩期杂音,向颈部传导,伴有收缩期震颤。可有收缩早期喀喇音,心尖冲动呈抬举样。心电图和 X 线检查可见左心室肥厚和扩大。超声心动图可明确诊断。

六、并发症

(1)呼吸道感染,长期肺淤血容易导致肺部感染,可进一步加重或诱发心力衰竭。

（2）心力衰竭，是二尖瓣关闭不全的常见并发症和致死主要原因。急性患者和慢性患者发生腱索断裂时，短期内发生急性左心衰竭甚至急性肺水肿，预后较差。

（3）心房颤动，常见于慢性重度二尖瓣关闭不全患者，但出现较晚。

（4）感染性心内膜炎，较二尖瓣狭窄患者多见。

（5）栓塞，由于附壁血栓脱落而致，脑栓塞最为多见。

七、预后

二尖瓣关闭不全的自然病史取决于基本病因和反流程度。与二尖瓣狭窄患者不同，慢性二尖瓣关闭不全患者可在相当长一段时间内无症状，但一旦出现症状，预后差，5 年和 10 年存活率分别约为 80％和 60％。急性患者和慢性患者发生腱索断裂时，短期内发生急性左心衰竭甚至急性肺水肿，预后较差。

急性二尖瓣关闭不全多因腱索断裂，瓣膜毁损或破裂，乳头肌坏死或断裂以及人工瓣膜替换术后开裂而引起。可见于感染性心内膜炎、急性心肌梗死、穿通性或闭合性胸外伤及自发性腱索断裂。急性二尖瓣关闭不全时，由于左心房和左心室不能及时容纳反流量，这将导致肺淤血和甚至休克。这种严重的血流动力常需紧急进行二尖瓣成形术或瓣膜替换术。

急性重症二尖瓣关闭不全的患者几乎总是症状危重。经胸超声心动图可提供急性二尖瓣关闭不全的原因，并可显示断裂的腱索和毁损或破裂的瓣膜，亦可帮助提供病变严重程度的半定量信息。经食管超声心动图可以更准确地评估二尖瓣的形态和反流的严重程度，也有利于展示引起急性重症二尖瓣关闭不全的解剖学形态和指导成功的手术修复。

八、治疗

（一）急性二尖瓣关闭不全

1.内科治疗

急性重症二尖瓣关闭不全患者对药物治疗作用有限，药物治疗的主要目的是稳定血流动力学。非手术治疗的目标是减少二尖瓣关闭不全反流量，增加正向心排血量和减少肺淤血。急性二尖瓣关闭不全患者中，如果平均动脉压正常，使用减轻心脏后负荷的血管扩张药治疗，可暂时延缓急性二尖瓣关闭不全施行手术治疗。静脉滴注硝普钠或硝酸甘油、酚妥拉明，可降低肺动脉高压，最大限度地增加心排血量，减少反流量。如果不需立即手术，可改行口服药物治疗。降低心脏后负荷的药物，如血管紧张素转化酶抑制剂、肼屈嗪，有助于最大限度地减少反流量增加心排血量。

2.经皮主动脉内球囊反搏(IABP)治疗

对无左心室肥厚、扩张而出现急性肺水肿,甚至发生心源性休克者,尤其是急性心肌梗死后,发生乳头肌、腱索断裂时,IABP治疗则有助于稳定病情过渡到外科手术治疗。

3.外科治疗

医源性或感染性心内膜炎和腱索断裂引起的急性二尖瓣关闭不全,经内科或IABP治疗未能收效者则需立即施行二尖瓣成形术或瓣膜替换术。

(二)慢性二尖瓣关闭不全

1.内科治疗

(1)对中、轻度二尖瓣关闭不全患者,应预防风湿活动复发,在进行手术和器械操作前后及时用抗生素预防感染性心内膜炎。除此之外,其他治疗慢性二尖瓣反流的药物疗效都不肯定。血管扩张药能缓解急性二尖瓣反流患者的症状,但在治疗慢性二尖瓣反流方面,目前尚没有大规模长期随访的试验评价它的作用。有一些试验评价了血管扩张药的疗效,得出的结论不尽相同。

(2)出现心力衰竭者,应避免过度的体力劳动、限制钠盐摄入,可适当使用利尿药、洋地黄、血管扩张药,包括血管紧张素转化酶抑制剂。

(3)对有心房颤动,伴有体循环栓塞史者可长期应用抗凝药物,防止血栓栓塞。

(4)减慢心室率的药物及抗心律失常的药物可用于合并心房颤动的治疗,洋地黄与β受体阻滞剂是控制心率的主要药物。

(5)对无症状的慢性二尖瓣关闭不全伴左心功能正常的患者,无须特殊治疗,应长期进行随访。目前血管扩张药的疗效尚未能显示能够延缓或预防疾病的进展。

2.外科治疗

二尖瓣反流外科手术治疗的目的是减轻患者的症状,或防止无症状患者左心室功能的进一步恶化。如同所有的瓣膜疾病,二尖瓣反流增加心脏负荷,最终只能靠外科手术恢复瓣膜的完整。应正确把握手术时机,如二尖瓣关闭不全是心力衰竭的主因,早期手术能取得良好的远期预后。一旦二尖瓣反流出现左心室功能严重受损,左心室射血分数<30%、左心室舒张末内径>80 mm,已不适合手术治疗。

在术式的选择上,瓣膜成形术比瓣膜替换术更常用。瓣膜成形术不需要置入人工瓣膜,有助于保护左心室功能。在左心室功能严重受损,特别是腱索断裂而不适合行二尖瓣替换术者,此时瓣膜成形修补手术可以取得良好效果。

二尖瓣替换术中,替换的瓣膜有机械瓣和生物瓣,机械瓣的优点为耐久性强,但血栓栓塞的发生率高,需终身抗凝治疗;其次,单叶机械瓣的偏心性血流,对血流阻力较大,跨瓣压差较高。生物瓣包括牛心包瓣、猪主动脉瓣和同种瓣,其优点为发生血栓栓塞率低,无须终身抗凝和具有与自体瓣相仿的中心血流,但耐久性逊色于机械瓣。

(1)二尖瓣替换术的适应证:①出现症状的急性重度二尖瓣关闭不全患者;②慢性重度二尖瓣关闭不全患者,无严重左心室功能不全的情况下[严重左心室功能不全定义为左心室射血分数＜30％和(或)左心室收缩末期内径＞55 mm。患者心功能为(NYHA)Ⅱ～Ⅲ级或Ⅳ级]。③二尖瓣关闭不全和狭窄,以二尖瓣关闭不全为主或者虽以狭窄为主,但为漏斗型病变。④连枷样瓣叶引起的二尖瓣反流患者,可考虑行瓣膜置换术。

(2)二尖瓣成形术的适应证为:①无症状慢性的重度二尖瓣关闭不全患者,左心室功能为(NYHA)Ⅱ～Ⅲ级,左心室射血分数30％～60％和(或)左心室收缩末期内径≥40 mm。②无症状慢性重度二尖瓣关闭不全患者,左心室射血分数＞60％,左心室收缩末期内径＜40 mm。成功的二尖瓣成形术残余反流应＜10％。③无症状慢性重度二尖瓣关闭不全患者,左心室功能正常,但出现新发心房颤动。④无症状慢性重度二尖瓣关闭不全患者,左心室功能正常,但出现肺动脉高压[静息状态下肺动脉收缩压≥6.7 kPa(50 mmHg)或运动时肺动脉收缩压≥8.0 kPa(60 mmHg)]。若由于瓣环扩张或者瓣膜病变轻、活动度好、非风湿性关闭不全病例。如二尖瓣脱垂、腱索断裂,可考虑行二尖瓣成形术。二尖瓣成形术的优点是疗效持久,术后发生感染性心内膜炎机会少,无须长期抗凝治疗。而功能性二尖瓣反流,如心室肌不协调收缩,乳头肌排列紊乱,则不建议行二尖瓣成形术。二尖瓣成形术应该在有在经验丰富的心外科中心进行。

第二节 二尖瓣狭窄

一、病因

青、中年多见,2/3 有风湿热史。成人二尖瓣狭窄几乎均由于风湿热引起。

发生狭窄病变时间多在风湿热首发后 2 年以上。基本病变是瓣膜炎症粘连、开放受限,造成狭窄。由于二尖瓣瓣环及环下区钙化造成的二尖瓣狭窄,多发生于老年人,由于瓣环或环下部分的瓣膜有大量钙化,粥样瘤隆起,造成瓣口狭窄。其他罕见的病因为先天性孤立性二尖瓣狭窄,很少活到 2 岁以上。此外,结缔组织疾病、肠源性脂代谢障碍、恶性类癌瘤、多发性骨髓瘤亦可造成二尖瓣狭窄。

二、病理生理

根据二尖瓣口狭窄程度及代偿状态分为 3 期。

(一)左心房代偿期

正常二尖瓣口面积 $4\sim5$ cm^2,舒张期房室间无跨瓣压差,当瓣口面积减至 2.5 cm^2(轻度狭窄)。左心房压力增高,左心房发生代偿性扩张及肥厚以增强收缩力,增加瓣口血流量,从而延缓左心房平均压的升高,患者一般无症状。

(二)左心房失代偿期

瓣口面积<1.5 cm^2(中度狭窄),或<1 cm^2(重度狭窄)左心房平均压开始升高,肺静脉及肺毛细血管压相继升高,管径扩张,肺淤血,安静时可无症状,活动时回心血量增加或心动过速使舒张期缩短,从而减少左心房血液流过狭窄瓣口的时间及血量时,均可加重肺淤血,发生呼吸困难。当肺毛细血管压升高过快超过 $4.0\sim4.7$ kPa($30\sim35$ mmHg)时,血浆及血细胞渗入肺泡,导致急性肺水肿。肺淤血及肺顺应性下降使肺通气/血流比值下降,肺静脉血氧分压下降,可致反射性肺小动脉收缩,产生肺动脉高压。

(三)右心受累期

长期肺动脉高压进一步引起肺小动脉及肌肉型小肺动脉内膜及中层增厚,血管腔变窄,更加重肺动脉高压,增加右心室后负荷,产生右心室扩张、肥厚,最终将导致右心衰竭。

三、临床表现

(一)症状

多在瓣口面积<1.5 cm^2 时,静息状态下患者出现明显症状。在温带地区,患者从风湿热恢复后可有 $10\sim20$ 年无症状期,到 $30\sim40$ 岁二尖瓣狭窄的症状开始。在热带或亚热带国家,病情进展较快,常在儿童期发生。

1.呼吸困难

劳动力性呼吸困难为最早期的症状,主要为肺的顺应性降低所致。随着病程发展,日常活动即可出现呼吸困难,以及端坐呼吸。当有劳累、情绪激动、呼吸道感染、性交、妊娠或快速心房颤动等诱因时,可诱发急性肺水肿。

2.咳嗽

咳嗽多在夜间睡眠时及劳动后。多为干咳;并发支气管炎或肺部感染时,咳黏液样或脓痰。左心房明显扩大压迫支气管亦可引起咳嗽。

3.咯血

(1)痰中带血或血痰,与支气管炎,肺部感染和肺充血或毛细血管破裂有关;常伴夜间阵发性呼吸困难;二尖瓣狭窄晚期出血肺梗死时,亦可咳血痰。

(2)大量咯血,是由于左心房压力突然增高,以致支气管静脉破裂出血造成。多见于二尖瓣狭窄早期,仅有轻度或中度肺动脉增高的患者。

(3)粉红色泡沫痰,为毛细血管破裂所致,属急性肺水肿的特征。

4.嘶哑

左心房扩大和左肺动脉扩张可压迫左喉返神经,左侧声带麻痹可致声音嘶哑(称 Ortner 综合征)。

5.胸痛

约有 15% 的二尖瓣狭窄患者有胸痛表现,可能是由于肥大的右心室壁张力增高,同时心排血量降低致右心室缺血引起。经二尖瓣分离术或扩张术后可缓解。

(二)体征

1.心脏体征

心尖区舒张中晚期低调的隆隆样杂音,呈递增型,局限性,左侧卧位时明显,可伴有舒张期震颤。心尖区第一心音亢进,呈拍击样。可在 80% 左右的患者胸骨左缘第 3~4 肋间或心尖区内侧闻及开瓣音,此音紧跟第二心音后,高调短促而响亮,呼气时明显,是隔膜型二尖瓣前叶在开放时发生震颤所致,拍击样第一心音和二尖瓣开瓣音的存在,高度提示二尖瓣狭窄及瓣膜仍有一定的柔顺性,有助于隔膜型二尖瓣狭窄的诊断,对决定手术治疗的方法有一定的意义。肺动脉高压时,可出现肺动脉瓣第二心音亢进和分裂。严重肺动脉高压时,可在胸骨左缘第 2~4 肋间闻及一高调,递减型的舒张早中期杂音,呈吹风样,沿胸骨左缘向三尖瓣区传导,吸气时增强。此乃由于肺动脉及其瓣环的扩张,造成相对性肺动脉瓣关闭不全的杂音(Graham-Steel 杂音)。严重的二尖瓣狭窄患者,由于肺动脉高压,右心室扩大,引起三尖瓣瓣环的扩大,导致相对性三尖瓣关闭不全。右心室收缩时部分血流通过三尖瓣口反流到右心房,因而出现三尖瓣区全收缩期吹风样杂音,向心尖区传导,吸气时明显。

2.其他体征

二尖瓣面容见于严重二尖瓣狭窄的患者,由于心排血量减低,患者两颧呈紫红色,口唇轻度发绀。四肢末梢亦见发绀。颈静脉搏动明显,表明存在严重肺动脉高压。

四、实验室及辅助检查

(一)X 线检查

典型表现为左心房增大。后前位见左心缘变直,右心缘有双心房影;左前斜位见左心房使左主支气管上抬;右前斜位见食管下段后移。其他表现有右心室大,肺动脉主干突出,肺淤血,间质性肺水肿等。

(二)心电图检查

轻度二尖瓣狭窄者心电图可正常。重度二尖瓣狭窄者的心电图改变为"二尖瓣狭窄型 P 波",P 波增宽且成双峰形,$P_{II} > 0.12$ 秒,提示左心房增大。合并肺动脉高压时,显示右心室增大,电轴右偏。病程晚期常可合并心房颤动。

(三)二维及多普勒超声心动图检查

二维及多普勒超声心动图检查是对二尖瓣狭窄患者最敏感和特异的无创性定量诊断方法,对确定瓣口面积和舒张期平均跨瓣压力差、判断病变的程度、决定手术方法及评价手术的疗效均有很大的价值。典型的二维超声心动图所见包括:二尖瓣口狭窄,瓣叶增厚、活动与开放受限及瓣下结构的损害;左心房、右心室内径增大等。利用多普勒超声心动图测定的舒张期平均跨瓣压差、二尖瓣口面积及肺动脉收缩压 3 项指标可评价二尖瓣狭窄的程度。轻度二尖瓣狭窄:平均跨瓣压差 < 0.7 kPa(5 mmHg),二尖瓣口面积 > 1.5 cm^2,肺动脉收缩压 < 4.0 kPa(30 mmHg)。中度二尖瓣狭窄:平均跨瓣压差为 $0.7 \sim 1.3$ kPa(5~10 mmHg),二尖瓣口面积 $1 \sim 1.5$ cm^2,肺动脉收缩压为 $4.0 \sim 6.7$ kPa(30~50 mmHg)。重度二尖瓣狭窄:平均跨瓣压差 > 1.3 kPa(10 mmHg),二尖瓣口面积 < 1 cm^2,肺动脉收缩压 > 6.7 kPa(50 mmHg)。当心率在 $60 \sim 90$ 次/分时,上述技术测定出的 3 项指标则更为准确。

(四)放射性核素检查

左心房扩大,显像剂浓聚和通过时间延长,左心室不大。肺动脉高压时,可见肺动脉主干和右心室扩大。

(五)右心导管检查

由于多普勒超声心动图技术可以对二尖瓣狭窄患者的瓣口面积和舒张期平均跨瓣压力差及狭窄程度作出准确的无创性定量诊断,右心导管检查一般不作为二尖瓣狭窄的常规检查。只有在患者的症状、体征与超声心动图测定的二尖瓣口面积不一致时,才考虑选用心导管检查,主要用来确定跨瓣压差和计算二尖瓣口面积,明确狭窄的程度。二尖瓣狭窄的患者右心室、肺动脉及肺毛细血管压力增高,肺循环阻力增大,心排血量减低。

(六)冠状动脉造影检查

怀疑同时有冠心病者可行冠状动脉造影。

五、诊断与鉴别诊断

发现心尖区隆隆样舒张期杂音并有 X 线和心电图显示左心房扩大,多可作出二尖瓣狭窄的诊断,超声心动图检查可明确诊断。

临床上二尖瓣狭窄应与下列情况的心尖区舒张期杂音鉴别。

(一)急性风湿性心脏病

心尖区高调柔和的舒张期早期杂音,每天变化较大,风湿活动控制以后,杂音可消失。

(二)功能性二尖瓣狭窄

(1)通过二尖瓣口的血流量及流速增加,见于有较大量左向右分流的先天性心脏病,如动脉导管未闭,室间隔缺损等。

(2)由于主动脉瓣舒张反流血液冲击二尖瓣叶,可在心尖部听到舒张期杂音,称 Austin-Flint 杂音。功能性二尖瓣狭窄杂音较轻,无细震颤也无第一心音亢进及开瓣音。用亚硝酸异戊酯后杂音减轻或消失。

(三)左心房黏液瘤

瘤体阻塞二尖瓣口时,产生随体位而变更的心尖区舒张期杂音,但杂音呈间歇性,一般无开瓣音而可闻及肿瘤扑落音,心房颤动少见,易有反复发生的周围动脉栓塞现象。超声心动图显示二尖瓣后面收缩期和舒张期均可见一团云雾状回声波。

六、并发症

(一)心律失常

以房性心律失常最多见,先出现房性期前收缩,以后房性心动过速,心房扑动,阵发性心房颤动直至持久性心房颤动。左心房压力增高导致的左心房扩大和风湿炎症引起的左心房壁纤维化是心房颤动持续存在的病理基础。心房颤动降低心排血量,可诱发或加重心力衰竭。出现心房颤动后,心尖区舒张期隆隆杂音的收缩期前增强可消失,快速心房颤动时心尖区舒张期隆隆杂音可减轻或消失,心率减慢时又明显或出现。风湿性二尖瓣狭窄的心房颤动多发生在老年患者,窦性心律的二尖瓣狭窄患者十年生存率在 46%,而在合并心房颤动时其十年生存率仅有 25%,其体循环栓塞和脑卒中的发生率亦明显增加。

(二)急性肺水肿

急性肺水肿是重度二尖瓣狭窄的急性并发症,多发生于剧烈体力活动,情绪激动,感染,突发心动过速或快速心房颤动时,在妊娠和分娩时更易诱发。

(三)充血性心力衰竭

50%~75%的患者发生充血性心力衰竭,为二尖瓣狭窄的主要死亡原因。呼吸道感染是心力衰竭的常见诱因,在女性患者中妊娠和分娩亦常诱发心力衰竭。

(四)血栓栓塞

20%的二尖瓣狭窄患者在病程中发生血栓栓塞,其中 80%有心房颤动。栓塞可发生在脑血管,冠状动脉和肾动脉,以脑栓塞最常见,部分患者可反复发生。或为多发生性栓塞。栓子多来自扩大的左心耳伴心房颤动者,经食管超声心动图检查有助于明确诊断。右心房来源的栓子可造成肺栓塞或肺梗死。

(五)肺部感染

本病患者常有肺静脉压力增高及肺淤血,易合并肺部感染。出现肺感染后往往加重或诱发心力衰竭。

(六)感染性心内膜炎

感染性心内膜炎较少见。

七、预后

二尖瓣狭窄患者的预后取决于狭窄及心脏增大的程度,是否伴有多瓣膜损害,手术治疗的可能性。如是风湿性二尖瓣狭窄还要看能否控制风湿活动复发,预防并发症。从风湿性二尖瓣狭窄自然病程看,代偿期患者一般可保持轻至中度劳动力达 20 年以上,如心脏显著增大,则只有 40%患者可生存 20 年;从出现明显症状到丧失工作能力平均 7 年,从持续心房颤动到死亡一般为 5 年。及时手术治疗可维持中等体力劳动及正常生活。在医师监护下,可维持正常人寿命。未经治疗的二尖瓣狭窄患者的 10 年生存率一般在 50%～60%,而无症状或症状轻微的二尖瓣患者的 10 年生存率在 80% 左右。一旦出现严重的肺动脉高压时,二尖瓣狭窄患者的平均生存率下降 3 年。此外,在其自然病程中,有 60%～70% 出现心力衰竭,20%～30% 出现体循环栓塞,10% 出现肺栓塞。一系列的血流动力学及多普勒超声心动图研究提示,二尖瓣狭窄患者的瓣口面积以每年 0.09～0.32 cm^2 速度减小。

八、治疗

(一)内科治疗

(1)应避免剧烈体力活动,呼吸困难者应减少体力活动,定期复查。

(2)积极预防及治疗风湿活动,风湿性心脏病患者需预防链球菌感染与风湿热复发及感染性心内膜炎的发生,用苄星青霉素 120 万 IU,每 4 周肌内注射一次,长期甚至终生用。

(3)大咯血:采取坐位、用镇静剂,如地西泮、利尿药如呋塞米等降低肺静脉压。

(4)急性肺水肿处理与急性左心衰竭所引起的肺水肿相似,不同之处是不宜用扩张小动脉为主的扩张血管药及强心药,洋地黄对窦性心律的二尖瓣狭窄治疗并无益处,除非出现快速房颤或心功能不全时,才需用去乙酰毛花苷注射液降低心室率。当急性发作伴快速室率时,首选去乙酰毛花苷注射液降低心室率。

(5)心房颤动:有症状的二尖瓣狭窄患者 30%～40% 发展为心房颤动。且易于诱发心力衰竭,可先用洋地黄制剂控制心室率,必要时亦可静脉注射 β 受体阻滞剂。对急性心房颤动伴快速心室率或持续性心房颤动病程<1 年、无高度或完全性房室传导阻滞和病态窦房结综合征者,可选择电复律或药物复律(胺碘酮、索他洛尔等),于复律前 3 周和转复窦性心律后 4 周服用抗凝剂华法林以预防转复窦律后的动脉栓塞。对慢性心房颤动者,可以用 β 受体阻滞剂控制心室率,并给予抗凝治疗,以预防血栓形成和动脉栓塞的发生。

(6)右心衰竭:限制钠盐、用洋地黄制剂、间歇使用利尿药。

(7)抗凝治疗:出现栓塞情况时,除一般治疗外,可用抗凝治疗或血栓溶解疗法。当心房颤动成为阵发性、持续性或永久性,或即使是窦性心律,但仍然出现栓塞事件、超声心动图提示左心房血栓或左心房内径≥55 mm 者,均需抗凝治疗。

(二)介入治疗

1980 年世界上首次成功进行了经皮二尖瓣球囊扩张成形术(percutaneous mitral balloon valvuloplasty,PMBV),根据二维超声心动图及多普勒超声心动图检查提供的 Wilkins 积分,内容包括二尖瓣膜弹性及其有无粘连、钙化和瓣叶交界区有无钙化,最终来决定 PMBV 手术指征。对于单纯二尖瓣的患者,可用带球囊的右心导管经房间隔穿刺到达二尖瓣行瓣膜扩张成形术。经皮穿刺二尖瓣球囊分离术的适应证为:①心功能Ⅱ～Ⅲ级。②瓣膜无钙化,腱索、乳头肌无明显病变。③年龄 25～40 岁。④二尖瓣狭窄口面积在 1～1.5 cm² 为宜。⑤无左心房血栓及中度或重度二尖瓣反流。⑥近期无风湿活动,或感染性心内膜炎已完全控制,无动脉栓塞的病史等。⑦中重度二尖瓣狭窄合并肺动脉高压。

(三)外科治疗

常用的两种手术方式为二尖瓣分离术与二尖瓣替换术。1920 年世界上首次成功进行了二尖瓣狭窄分离术。手术的目的在于扩张瓣口,改善瓣膜功能。

二尖瓣分离术又可分为闭式分离术和开放式分离术,其适应证为:①二尖瓣病变为隔膜型,无明显二尖瓣关闭不全。②无风湿活动并存或风湿活动控制后 6 个月。③心功能Ⅱ～Ⅲ级。④年龄 20～50 岁。⑤有心房颤动及动脉栓塞但无新鲜血栓时均非禁忌。⑥合并妊娠后,若反复发生肺水肿,内科治疗效果不佳时,可考虑在妊娠 4～6 个月期间行紧急手术。

二尖瓣位人工瓣替换术适应证为:①心功能不超过Ⅲ级。②隔膜型二尖瓣狭窄伴有明显关闭不全;漏斗型二尖瓣狭窄;或者瓣膜及瓣膜下有严重粘连、钙化或缩短者。但需注意,若患者有出血性疾病或溃疡病出血,不能进行抗凝治疗时,不宜置换机械瓣。生物瓣经济价廉,不需长期抗凝,但存在瓣膜耐久性问题。

第三节　三尖瓣关闭不全

一、病因

最常见的三尖瓣关闭不全并非瓣膜本身的病变。任何原因引起右心衰竭导致右心室及三尖瓣环的扩大均可造成三尖瓣关闭不全,最常见的是二尖瓣病变、右心室梗死、先心病、原发性肺动脉高压。器质性的三尖瓣关闭不全可为先天性因素所致。少见病因为心脏肿瘤，如右心房黏液瘤，心内膜纤维化。三尖瓣关闭不全或合并狭窄是类癌综合征的重要特征。也可因瓣膜和腱索的黏液样改变引起三尖瓣脱垂所致，约 1/3 的二尖瓣脱垂可合并三尖瓣脱垂。主要病因如下。

（一）解剖学上瓣膜异常

（1）风湿性。

（2）非风湿性：感染性心内膜炎，Ebstein 畸形/脱垂，先天性类癌综合征，乳头肌功能异常，外伤，结缔组织病，放射性损伤。

（二）解剖学上正常瓣膜（功能性）

右心室收缩压升高（瓣环扩张）。

二、临床表现

在无肺动脉高压时，三尖瓣关闭不全一般常能承受，但肺动脉高压和三尖瓣关闭不全同时存在时，心排血量下降，右心衰竭的表现明显。患者感乏力，虚弱，颈部搏动感，腹水，肝大伴疼痛，明显水肿。

三、体格检查

望诊可见消瘦、恶病质、发绀、黄疸、颈静脉怒张，严重者可有颈静脉的收缩期震颤和杂音。肝大，腹水。听诊常为心房颤动。伴有肺动脉高压时，杂音常为高音调，全收缩期，于胸骨旁第 4 肋间最响，偶尔也可在剑突下区，P_2 也亢进。不伴有肺动脉高压时，杂音一般为低调，局限于收缩期的前半期。轻度三尖瓣关闭不全，则杂音短促。一般吸气时杂音增强。如右心房明显扩大而占据心脏表面时，杂音在心尖区最明显且难于与二尖瓣关闭不全相鉴别。

四、实验室检查

（一）心电图检查

一般为非特异性的改变，常见有不完全性右束支阻滞可见高尖的 P 波，V_1 呈 QR 型，心房颤动和心房扑动常见。

（二）X 线检查

功能性三尖瓣关闭不全的患者因常继发于右心室扩大而表现为明显的心脏增大，右心房突出明显，常见有肺动脉和肺静脉高压的表现。腹水可引起横膈向上移位。

（三）超声心动图检查

其目的是发现三尖瓣关闭不全,估计其严重程度、肺动脉压力和右心室功能。如继发于三尖瓣环扩张,超声心动图可显示右心房、右心室及三尖瓣环明显扩张。彩色多普勒是非常准确、敏感和特异性的评估三尖瓣关闭不全的方法,且对手术治疗的选择和估计术后结果均有帮助。

（四）血流动力学检查

三尖瓣关闭不全时右心房、右心室的舒张末期压力明显增高。右心房压力波形与右心室相似,随着关闭不全严重程度增加,两者更为相似,深吸气时右心房压力不是通常所见的下降,而是升高或无改变。肺动脉(或右心室)收缩压可能对判断三尖瓣不全是器质性还是功能性有一定帮助,肺动脉或右心室收缩压力<5.3 kPa(40 mmHg)有利于原发病因的诊断,而压力>8.0 kPa(60 mmHg)则提示为继发性的。

（五）治疗

无肺动脉高压的三尖瓣关闭不全一般不需手术治疗,对继发于肺动脉高压的三尖瓣关闭不全患者,做二尖瓣手术时通过瓣膜触摸可估计关闭不全的严重程度,轻度三尖瓣关闭不全一般不需手术,在二尖瓣手术成功后,肺血管压力也下降,轻度三尖瓣关闭不全也趋于消失。严重的风湿性三尖瓣关闭不全及交界处粘连的患者则需手术治疗,但严重功能性三尖瓣关闭不全的治疗则有争论。

器质性病变引起的三尖瓣关闭不全,如 Ebstein 畸形或类癌综合征,如严重需手术者,一般采用瓣膜置换术。三尖瓣采用机械瓣,其栓塞的危险较二尖瓣和主动脉瓣为大,目前三尖瓣置换术常选择生物瓣。

海洛因吸人者的三尖瓣心内膜炎是治疗的难题。抗生素治疗失败后,瓣膜置换术常会引起再感染和持续感染。因此,病变的瓣膜组织应予切除,以根除心内膜炎,然后继续进行抗菌治疗。在瓣膜切除 6～9 个月和控制感染后,可置入生物瓣。

第四节　三尖瓣狭窄

一、病因

三尖瓣狭窄以风湿性多见。单纯三尖瓣狭窄罕见,常合并二尖瓣病变。少见病因有某些引起右心房排空障碍的疾病,如先天性三尖瓣闭锁,右心房肿瘤,类癌综合征;某些引起右心室流入障碍的疾病,心内膜纤维化,三尖瓣赘生物,心外肿瘤。

二、临床表现

乏力,水肿,颈部震动样不适,2/3 的患者有风湿热的病史。阵发性夜间呼吸困难不常见,肺水肿及咯血罕见。体征:因并发二尖瓣狭窄的概率较高且与二尖瓣病变的体征类似,其诊断常被遗漏。消瘦,周围性发绀,颈静脉怒张,腹水,可扪及肝脏搏动。听诊胸骨左下缘可闻及全收缩期杂音,吸气增强,常较二尖瓣狭窄的杂音柔和,音调高,间期短。

三、实验室检查

(一)心电图检查

Ⅱ、Ⅲ、 aVF P 波异常增宽,常见明显的双相波。V_1 导联的 QRS 波群振幅降低(常含有 Q 波),而 V_2 导联的 QRS 波群则变得更高。

(二)X 线检查

关键性的 X 线表现为心脏明显增大,右心房显著增大(即右心室边缘明显外突),无肺动脉扩张。二尖瓣病变的特征性肺血管改变则被掩盖,很少或无间质性水肿和血管再分布,但可见左心房增大。

(三)超声心动图检查

其改变与二尖瓣狭窄病变相似。二维超声特征性的显示瓣叶尖舒张期的圆顶形,特别是三尖瓣前叶、其他瓣叶增厚和运动受限,三尖瓣口直径减少。经食管超声探查,瓣膜结构的显示更为清晰。多普勒超声显示前向血流的斜率延长。

四、治疗

轻度三尖瓣狭窄经限制钠盐摄入及应用利尿药可改善症状,严重的三尖瓣狭窄最根本的治疗措施为外科治疗或球囊扩张。大多数三尖瓣狭窄的患者同时合并需手术治疗的其他瓣膜性疾病,因此行外科治疗或球囊扩张术亦取决于二尖瓣或主动脉瓣病变的严重程度。其球囊扩张术的禁忌证与二尖瓣球囊扩张术相同。而外科治疗则生物瓣较机械瓣更适宜于三尖瓣置换术。

第九章

心 肌 病

第一节　扩张型心肌病

2006 年 AHA 对心肌病给出了当代新的定义和分类,强调以基因和遗传为基础,将心肌病分为遗传性、混合性和继发性三大类。扩张型心肌病(dilated cardiomyopathy,DCM)是一类既有遗传,又有非遗传因素参与的混合型心肌病,以左心室或双心室扩张并伴收缩功能受损为特征。临床表现为进行性心力衰竭、心律失常、血栓栓塞和猝死,预后较差。DCM 治疗主要是改善症状、预防并发症和阻止病情进展,少数患者病情恶化时需要进行心脏移植。5 年生存率不到 50.0%,严重危害人类健康,尤其是青少年和儿童。

一、病因和发病机制

DCM 病因迄今不明,除特发性、家族遗传性外,近年来认为持续病毒感染和自身免疫反应是其重要原因。

(一)特发性 DCM

原因不明,需要排除全身疾病和有原发病的 DCM,有文献报道约占 DCM 的 50%。

(二)家族遗传性 DCM

DCM 中有 30%～40% 有基因突变和家族遗传背景,部分原因不明,与下列因素有关。

(1)除家族史外,尚无临床或组织病理学标准来对家族性和非家族性的患者进行鉴别,一些被认为是散发的病例实际上是基因突变所致,能遗传给后代。

(2)由于疾病表型,与年龄相关的外显率,或没有进行认真全面的家族史调查易导致一些家族性病例被误诊为散发病例。

（3）DCM 在遗传上的高度异质性，即同一家族的不同基因突变可导致相同的临床表型，同一家族的相同基因突变也可能导致不同的临床表型，除了患者的生活方式和环境因素可导致该病的表型变异外，修饰基因可能也起了重要的作用。常染色体显性致病基因是目前导致家族遗传性 DCM 最主要的致病基因之一。

（三）继发性 DCM

继发性 DCM 由其他疾病、免疫或环境等因素引起，常见以下类型。①缺血性心肌病：冠状动脉粥样硬化是最主要的原因，有些专家们认为不应使用"缺血性心肌病"这一术语，心肌病的分类也不包括这一名称；②感染/免疫性 DCM：病毒性心肌炎最终转化为 DCM，既有临床诊断，也有动物模型的证据，最常见的病原有柯萨奇病毒、流感病毒、腺病毒、巨细胞病毒、人类免疫缺陷病毒等，以及细菌、真菌、立克次体和寄生虫（如 Chagas 病由克氏锥虫感染引起）等，也有报道可引起 DCM，在克山病患者心肌中检测出肠病毒；③中毒性 DCM：包括了长时间暴露于有毒环境，如酒精性、化学治疗（以下简称化疗）药物、放射性、微量元素缺乏致心肌病等；④围生期心肌病：发生于妊娠最后 1 个月或产后 5 个月内，发生心脏扩大和心力衰竭，原因不明；⑤部分遗传性疾病伴发 DCM：见于多种神经肌肉疾病，如 Duchenne 肌肉萎缩症、Becker 征等均可累及心脏，出现 DCM 临床表现；⑥自身免疫性心肌病：如系统性红斑狼疮、胶原血管病等；⑦代谢内分泌性和营养性疾病：如嗜铬细胞瘤、甲状腺疾病、卡尼汀代谢紊乱、硒缺乏、淀粉样变性、糖原贮积症等。

近十余年研究证实，DCM 的发生与持续性病毒感染、自身免疫反应及遗传因素有关。

1.病毒感染

大量研究证明，DCM 的发病与肠道病毒、肝炎病毒、疱疹病毒和人类免疫缺陷病毒等病毒感染有关。病毒持续感染对心肌组织的持续损害及其诱发的免疫介导的心肌组织损伤是病毒性心肌炎进展为 DCM 的一个重要机制。病毒持续感染的可能机制是发生了免疫逃避，病毒基因发生了突变，是病毒结构蛋白水平低下，降低了完整的感染性病毒颗粒的形成，不能激活集体的免疫反应而发生免疫逃避，持续感染导致心肌结构的破坏或干扰心肌兴奋-收缩偶联降低心肌收缩功能，心肌的进行性破坏导致慢性病毒性心肌炎向 DCM 进展。

2.自身免疫

大量研究证实,自身免疫反应在 DCM 的发生、发展中起着重要作用,如清除实验性病毒性心肌炎小鼠中的病毒后,心肌炎仍持续存在,外周血中仍可检测出抗心肌自身抗体,并且最终演变成 DCM,这一结果表明,病毒介导的自身免疫反应参与了心肌损伤,促进心肌病的发生发展。业已证明,在 DCM 患者血清中存在多种抗心肌自身抗体,如抗肌球蛋白重链自身抗体、抗腺嘌呤核苷酸转运体自身抗体、抗 β_1-肾上腺素能受体自身抗体、抗 M_2 胆碱能受体抗体等;它们通过诱导能量代谢障碍、细胞毒性反应和心肌细胞的钙超负荷等作用促进心肌炎及其后心肌病的发生发展。

3.遗传因素

DCM 患者中 20%～50%有基因变异和家族遗传背景。提示遗传缺陷在特异性 DCM 的发病过程中具有重要作用。到目前为止,在扩张型心肌病家系中采用候选基因筛查和连锁分析策略已经定位了 362 个染色体位点与该病相关,并已经从中成功鉴定出了322 个致病基因,其中 90%家庭性扩张型心肌病的遗传方式为常染色体显性遗传,染色体连锁遗传占 5%～10%,其他遗传方式如常染色体隐性遗传和线粒体遗传的患者也有少量报道。在变异的基因中主要是心肌细胞肌小节结构和调节蛋白成分,其次为通道和调节蛋白新的变异基因。目前在我国基因筛选和诊断尚未应用于临床 DCM 领域。预计基因诊断方法和筛选将可能成为以后 DCM 评估的重要途径。

4.细胞凋亡

细胞凋亡是基因控制下的细胞程序性死亡,DCM 的发生和发展中有细胞凋亡机制参与。启动细胞凋亡的因素可能有病毒感染,一氧化氮高水平表达可抑制细胞保护系统启动细胞凋亡,有些心脏的自身抗体可以通过激活凋亡信号通路,诱导心肌细胞的凋亡,从而介导 DCM 的发生。在病毒性心肌炎、DCM 中病毒导致的细胞凋亡可能是机体抗病毒的自然机制,也可能是免疫系统无效的机制之一。

二、临床表现

主要表现为各种心力衰竭的症状和体征。

(一)症状

起病缓慢,可以无症状的心脏扩大表现许多年,或表现为各种类型的心律失常,可逐渐发展,并出现心力衰竭。可先有左心衰竭,心慌、气短、不能平卧。然后出现右心衰竭、肝大、水肿、尿少。亦可起病即表现为全心衰竭。DCM进展至终末期，较严重的症状通常表现为低输出状态和低灌注，可能合并淤血。Forrester分级可用于心力衰竭患者来描述脏器淤血和周围灌注情况。脏器淤血症状和体征包括气急、端坐呼吸、夜间阵发性呼吸困难、晨起咳嗽、外周水肿、肺部细湿啰音、腹水、肝淤血和颈静脉怒张等，低灌注可表现为恶心、呕吐、消化不良、精神改变、酸中毒、肝肾功能恶化、毛细血管再灌注减慢、皮肤湿冷、低血压、脉压减小等。

(二)体征

心脏扩大最为多见，心尖部第一心音减弱，由于相对性二尖瓣关闭不全，心尖部常可闻及收缩期杂音，偶尔心尖部可闻及舒张期杂音，心力衰竭加重时杂音增强，心力衰竭减轻时杂音减弱或消失，大约75%的患者可闻及第三心音或第四心音。

(三)实验室及其他检查

1.X线检查

心脏扩大为突出表现，以左心室扩大为主，可伴右心室扩大，也可有左心房及右心房扩大，肺血管影增粗。

2.心电图检查

心电图检查可有各种心律失常，以室性期前收缩最多见，心房纤维颤动次之。不同程度的房室传导阻滞、右束支传导阻滞常见。广泛ST-T改变、左心室肥厚、左心房肥大，由于心肌纤维化，可出现病理性Q波，各导联低电压。

3.超声心动图检查

左心室明显扩大，左心室流出道扩张，室间隔及左心室后壁搏动幅度减弱，左心室射血分数和短轴缩短率明显下降。

4.磁共振和CT检查

磁共振表现为左心室或双侧心室腔扩张，左心室多呈球形。室壁厚度均一，多在正常范围，进展性DCM心肌可变薄。重症病例左心房或左心室内可见附壁血栓。MRI电影显示左心室或双侧心室弥漫性室壁运动功能降低，EF多在50%以下。左心室容积增大可引起二尖瓣瓣环扩张，从而发生二尖瓣关闭不全，磁共振电影上表现为血流无信号区。

5.放射性核素检查

放射性核素心肌灌注显影表现为心腔扩大，心肌显影呈弥散性稀疏，心室壁搏动幅度减弱,射血分数降低。

6.心内膜心肌活检

由于 DCM 的心肌组织病理缺乏特异性,心内膜心肌活检对 DCM 的诊断价值有限。目前认为心肌细胞直径(肥大)、细胞核形态参数、胞浆疏松化、收缩带、心肌间质纤维化、心肌细胞排列、心内膜厚度及平滑肌细胞增生密度等指标对 DCM 具有重要的病理诊断价值。

三、诊断和鉴别诊断

(一)诊断

临床上有心脏增大、心律失常和充血性心力衰竭的患者,胸部 X 线检查心脏扩大、心胸比例＞0.5,心电图上出现左束支传导阻滞图形或房颤等心律失常,超声心动图证实有心脏扩大和心脏弥漫性搏动减弱,应考虑本病可能,但要除外各种病因明确的器质性心脏病。对扩张型心肌病的进一步诊断需有完善的病史、体格检查、心功能评估、LVEF 检测。有条件者可检测患者血清中抗心肌肽类抗体,如抗心肌线粒体 ADP/ATP 载体抗体、抗肌球蛋白抗体、抗 β_1-肾上腺素能受体自身抗体、抗 M_2 胆碱能受体抗体,作为本病的辅助诊断。

BNP 和 NT-proBNP 可用于鉴别是否为心力衰竭以及指导治疗和进行危险分层,因为这两者为心室容量负荷和压力负荷过重的反应,与症状严重程度和 NYHA 级别相关,病情越重,充盈压越高,LVEF 越低,BNP 越高。

(二)鉴别诊断

DCM 的一些临床表现需要与其他脏器的终末期病变相鉴别,如肺部疾病(气短、呼吸困难)、肝硬化(腹水、外周水肿)、肾衰竭、甲状腺功能减退(疲劳)等。运动试验和实验室检查可鉴别出非心源性疾病。DCM 在临床上易误诊、漏诊。年轻患者的 DCM 容易漏诊或误诊,因为可导致呼吸困难和疲劳的新发哮喘或慢性支气管炎比 DCM 更为常见。恶心、呕吐常常更易联系到消化系统疾病。其他一些心脏病也有着与 DCM 相类似的表现,如心绞痛、肥厚型心肌病、限制型心肌病、心肌炎、高血压性心脏病、心脏瓣膜病等。

四、治疗和预后

DCM 早期表现为心室扩大、心律失常,逐渐发展为心力衰竭,出现心力衰竭症状后 5 年生存率仅为 40%。目前治疗尚无特效药物及方法。治疗主要是改善症状,预防并发症和阻止病情进展,少数患者病情恶化需要进行心脏移植。

心力衰竭的基本治疗包括行为和生活方式改变,如低盐饮食、液体管理、监测体重和降低冠状动脉危险因素,使用 ACEI、利尿剂和地高辛等药物治疗,电生理治疗,包括植入心律转复除颤器和心脏再同步治疗,必要时还需行外科手术治疗,如血运重建、瓣膜手术、心脏机械支持以及心脏移植手术。

(一)ACEI

ACEI 治疗 DCM 可以降低心脏的压力负荷,有效改善症状,长期应用可以阻止心脏扩大的进程,改善患者生存率。

(二)洋地黄

地高辛具有增强心脏收缩力的作用,用于治疗心力衰竭和控制心率,但剂量宜偏小。

(三)利尿剂

利尿剂通过增加尿量,排除机体内潴留的液体,减轻心脏前负荷,改善心功能。

(四)β受体阻滞剂

针对自身抗体治疗。避免自身抗体的产生、削弱或阻止抗体与自身抗原的结合、抑制过度的炎症反应是针对自身抗体治疗的 3 个主要措施。大多数自身抗体导致心肌损伤均通过活化细胞膜 β 受体或其他途径激活细胞内信号传导通路,引起细胞内钙超载介导心肌损伤。因此,β 受体阻滞剂及钙拮抗剂曾广泛应用于扩张型心肌病的治疗。心功能不全是扩张型心肌病的主要临床表现,慢性心功能不全导致心室重构是应用 β 受体阻滞剂的指征。β 受体阻滞剂可防止心室重构,改善长期预后。多中心临床研究表明,长期应用选择性 β 受体阻滞剂美托洛尔可有效改善扩张型心肌病患者的临床症状及心力衰竭进展。选用 β 受体阻滞剂从小剂量开始,视症状、体征调整用药,长期口服可使心肌内 β 受体密度上调从而延缓病情进展。

(五)抗心律失常

室性心律失常和猝死是 DCM 常见症状,可用 β 受体阻滞剂、胺碘酮治疗,胺碘酮具有较好的抗心律失常作用,但由于具有严重的不良反应,在使用时需要严密监测,通常使用小剂量($0.2\ \mathrm{g/d}$)治疗。

(六)抗凝治疗

扩大的心房、心室腔内易有附壁血栓形成,对有心房纤颤或深静脉血栓形成等发生栓塞性疾病风险高且没有禁忌证的患者可应用阿司匹林预防附壁血栓形成,对已形成附壁血栓和发生血栓栓塞的患者须长期抗凝治疗,可口服华法林。

(七)其他药物治疗

使用地尔硫䓬治疗扩张型心肌病的多中心资料显示,在治疗心力衰竭的基础上加用地尔硫䓬,患者心胸比例、左心室舒张末内径、左心室射血分数均获不同程度改善,且病死率也降低,说明地尔硫䓬治疗扩张型心肌病是有效的。中药黄芪、生脉散和牛磺酸等有抗病毒、调节免疫改善心功能等作用,长期使用对改善症状及预后有一定辅助作用。

(八)避免治疗失误

DCM 患者需予以密切随访观察。患者需检测与药物有关的并发症,如高钾血症与 ACEI、ARB、醛固酮拮抗剂,低钾血症与利尿剂,低血压与任何可降低血压的药物,或其他药物相关问题。β 受体阻滞剂及地尔硫䓬治疗 DCM 的疗效是确切的,但在临床应用时应注意时机的选择,DCM 严重的心功能不全液体潴留未得到改善时使用上述药物显然是不合理的。使用地高辛时注意防止洋地黄中毒。对于出现病情进展或终末期心力衰竭的患者可予以频繁、可重复无创检查(如 6 分钟步行试验)客观评估功能储备,或者血流动力学的有创检查(如右心导管检查)。心力衰竭生存分数已用于危险分层,并包括缺血性病因、静息心率、左心室射血分数、平均血压、室内传导阻滞等。

DCM 一旦发生心力衰竭,预后不良,5 年病死率为 35%,10 年病死率达 70%。

第二节　肥厚型心肌病

肥厚型心肌病(hypertrophic cardiomyopathy,HCM)是一种相对常见的遗传性疾病,属于常染色体显性遗传病,有家族史者约占 50%,发病率约 0.2%,男女比例为 2∶1,平均发病年龄为(38±15)岁,病死率为 1%～2%。临床表现复杂、多样,多数患者没有症状,部分出现流出道梗阻,仅有小部分患者因药物治疗效果不佳或药物有效剂量内引起严重不良反应需要介入治疗或外科治疗。

一、病因和发病机制

HCM 病因学方面,约 55％以上的 HCM 患者有家族史,属常染色体显性和单基因遗传病。目前已证实 13 个基因 400 多个位点的突变与 HCM 的发病有关,其中有 11 种是编码肌小节结构蛋白的基因。中国汉族人中至少有 6 个基因变异与 HCM 发病相关。与基因突变有关的肥厚型心肌病在分子水平上是一种"肌小节疾病",编码肌小节蛋白的基因突变是肥厚型心肌病形成的分子基础。

基于欧美指南和文献 HCM 定义为遗传性疾病,在临床确诊 HCM 后,将其分为散发和家族性两类。HCM 先证者的三代直系亲属中有 2 个或 2 个以上的 HCM 临床表型,或与先证者具有同一基因同一位点变异无心脏表型的家族成员诊断为家族性肥厚型心肌病。诊断家族性肥厚型心肌病后,对患者直系三代成员进行基因筛选,阐明其基因背景并随访临床发病。

内分泌紊乱也可导致肥厚型心肌病,嗜铬细胞瘤患者并存肥厚型心肌病者较多,人类静脉滴注大量去甲肾上腺素可致心肌坏死。动物实验,静脉滴注儿茶酚胺可致心肌肥厚。因而有学者认为肥厚型心肌病是内分泌紊乱所致。

二、临床表现

HCM 临床表现十分多样,早期可无症状,晚期依据心肌肥厚程度、有无流出道梗阻及心律失常,症状轻重相差悬殊。常见症状及体征如下。

(一)症状

1.呼吸困难

90％以上有症状的 HCM 患者出现劳力性呼吸困难,阵发性呼吸困难、夜间发作性呼吸困难较少见。

2.胸痛

1/3 的 HCM 患者有劳力性胸痛,但冠状动脉造影正常,胸痛可持续较长时间或间发,或进食过程引起。HCM 患者胸痛与以下因素相关:心肌细胞肥大、排列紊乱、结缔组织增加,供血、供氧不足,舒张储备受限,心肌内血管肌桥压迫冠状动脉,小血管病变。

3.心律失常

HCM 患者易发生多种形态室上性心律失常,室性心动过速、心室颤动、心源性猝死,心房颤动、心房扑动等房性心律失常也多见。

4.晕厥

15％～25％的 HCM 至少发生过一次晕厥。约 20％的患者主诉黑蒙或短瞬间头晕。左心室舒张末容量降低、左心腔小、不可逆性梗阻和肥厚、非持续性室性心动过速等因素与晕厥发生相关。

5.猝死

HCM 是青少年和运动员猝死的主要原因,占50％。HCM 猝死明确的危险因素包括:心室颤动、猝死或持续性室性心动过速的个人史、猝死的家族史、晕厥、非持续性室性心动过速、最大左心室厚度(最大左心室厚度≥30 mm 的左心室肥厚和猝死独立相关)、运动时异常血压反应。潜在的猝死危险标志物包括以下几种。①左心室流出道梗阻:静息压力阶差≥4.0 kPa(30 mmHg)患者的猝死发生率明显升高;②延迟钆增强成像的心血管磁共振:研究显示延迟钆增强成像和非持续性室性心动过速、室性期前收缩相关;③左心室心尖室壁瘤;④基因突变。

(二)体征

(1)心尖部收缩期搏动:由于心肌肥厚,可见搏动增强。由于左心室顺应性降低,心房收缩增强,血流撞击左心室壁,在心尖部可有收缩期前冲动。第一心音后又有第二次收缩期搏动,形成收缩期双重搏动。

(2)收缩期细震颤:多在心尖部。有收缩期细震颤者左心室流出道梗阻多较重。

(3)收缩期杂音:在胸骨左下缘或心尖内侧呈"粗糙吹风性"收缩中晚期杂音,系由于左心室流出道梗阻所致。凡增强心肌收缩力或降低动脉阻力的因素均可使左心室与主动脉之间压力差增大,杂音增强;凡能降低心肌收缩力或增加动脉阻力的因素均可使压力阶差减小,杂音减弱。回心血量增多时,杂音减弱;回心血量减少时,杂音增强。

(4)心尖部收缩期杂音:本病约50％伴有二尖瓣关闭不全,因而心尖部有收缩中晚期杂音,或全收缩期杂音。

(5)第三心音及第四心音。

(三)实验室及其他检查

1.X 线检查

心脏大小正常或增大,心脏大小与心脏及左心室流出道之间的压力阶差成正比,压力阶差越大,心脏越大。心脏左心室肥厚为主,主动脉不增宽,肺动脉段多无明显突出,肺淤血大多较轻,常见二尖瓣钙化。

2.心电图检查

心电图变化不具有特异性,主要为左心室肥厚及异常 Q 波、ST-T 改变,本病也常有各种类型心律失常。心电图改变远比超声早,是青年人 HCM 早期诊断的敏感标志。

3.超声心动图检查

超声心动图检查是确诊的重要手段。主要表现有以下几点。

(1)室间隔增厚,舒张期末的厚度≥15 mm。

(2)室间隔运动幅度明显降低,一般≤5 mm。

(3)室间隔/左心室后壁厚度比值可达 1.5～2.5∶1,肥厚心肌回声呈"毛玻璃影"。

(4)左心室流出道狭窄,内径常<20 mm。

(5)彩色多普勒显示左心室流出道内出现收缩期五彩镶嵌的射流束。

(6)二尖瓣收缩期前向运动,SAM 征阳性。

(7)主动脉瓣收缩中期呈部分性关闭。

4.心导管检查及心血管造影

心导管检查,左心室与左心室流出道之间出现压力阶差,左心室舒张末期压力增高,压力阶差与左心室流出道梗阻程度呈正相关。心血管造影,室间隔肌肉肥厚明显时,可见心室腔呈狭长裂缝样改变,对诊断有意义。

三、诊断和鉴别诊断

根据症状、心脏杂音特点,尤其是心电图和超声心动图,可以明确诊断梗阻性 HCM;而对于非梗阻性 HCM,在上述检查基础上磁共振心肌显像更有诊断价值。并有研究显示,我国 HCM 的发病年龄较国外偏大,临床表现无特异性;且女性比男性发病年龄偏大,并更易发生心房颤动。

HCM 需要与多种疾病相鉴别。

(一)高血压性心脏病

患者多有高血压史,年龄较大时出现心肌肥厚;超声心动图示室壁肥厚多为向心性对称性,也可呈轻度非对称性,但室间隔与左心室后壁厚度之比<1.3;增厚的心肌内部回声较均匀,没有左心室流出道狭窄,左心室流出道血流速度不增快。

(二)主动脉瓣狭窄

主动脉瓣狭窄的杂音多为全收缩期,杂音多在胸骨右缘第 2 肋间,可向颈部传导,大多伴有收缩期细震颤;超声心动图可清楚显示瓣膜的直接或间接受损征象;X 线检查升主动脉有狭窄后扩张,两者不难鉴别。

（三）室间隔缺损

杂音也在胸骨左缘第 3～4 肋间，超声心动图和心导管检查可明确鉴别。

四、治疗和预后

长期以来，药物治疗以β受体阻滞剂、钙拮抗剂和丙吡胺等控制相应症状，并已积累了丰富的治疗经验。

（一）β受体阻滞剂

β受体阻滞剂因它具有降低心肌收缩力、减轻左心室流出道梗阻、减少心肌氧耗量以及减慢心率等作用，被列为治疗肥厚型心肌病的首选药物。临床上常用的中效β受体阻滞剂有美托洛尔，其用法是：每次口服 25 mg，每天服 2 次。若患者在服用该药后无不良反应，可改为每次口服 50 mg，每天服 2 次。目前认为β受体阻滞剂仅能改善临床症状，不能减少心律失常与猝死，也不改变预后。

（二）非二氢吡啶类钙拮抗剂

维拉帕米既有负性肌力作用，可减弱该病患者的心肌收缩力，又能改善心肌顺应性，可增强心室的舒张功能，可用于治疗肥厚型心肌病。维拉帕米的用法是：每次口服 40～120 mg，每天服 3～4 次。另外，地尔硫䓬对肥厚型心肌病也有一定的疗效。目前认为，肥厚型心肌病患者联合应用β受体阻滞剂与钙拮抗剂比单一用药效果佳。

（三）丙吡胺

丙吡胺是ⅠA类抗心律失常药，有负性肌力作用，可用于有左心室流出道梗阻者。

参 考 文 献

[1] 于海波.新编心血管疾病及介入治疗[M].长春:吉林科学技术出版社,2019.

[2] 施慧英.心血管疾病临床诊治[M].天津:天津科学技术出版社,2019.

[3] 李舒承.心血管疾病临床诊断思维[M].长春:吉林科学技术出版社,2019.

[4] 隋红.实用心血管疾病诊疗[M].北京:科学技术文献出版社,2019.

[5] 郭礼总.最新临床内科诊疗精要[M].西安:西安交通大学出版社,2018.

[6] 张小丽.心血管疾病诊治理论与实践[M].长春:吉林科学技术出版社,2019.

[7] 杨杰书.临床心血管疾病综合治疗学[M].长春:吉林科学技术出版社,2019.

[8] 万荣.心血管疾病临床思维[M].昆明:云南科技出版社,2019.

[9] 叶红.心血管疾病诊治与预防[M].北京:科学技术文献出版社,2019.

[10] 宋雷,惠汝太.心血管疾病与精准医学[M].北京:人民卫生出版社,2019.

[11] 刘勇.心血管疾病诊疗精粹[M].北京:科学技术文献出版社,2019.

[12] 曹勇.心血管疾病介入治疗[M].北京:科学技术文献出版社,2019.

[13] 郭忠秀.常见心血管疾病诊治[M].北京:世界图书出版公司,2019.

[14] 陈敏.临床心血管疾病诊断[M].昆明:云南科技出版社,2019.

[15] 董鹏,宋方.实用心血管疾病诊疗学[M].长春:吉林科学技术出版社,2019.

[16] 高辉.心血管疾病检验诊断与临床[M].北京:科学技术文献出版社,2019.

[17] 刘福亮.心血管疾病临床思维与实践[M].哈尔滨:黑龙江科学技术出版社,2019.

[18] 王非多.临床心血管疾病诊疗指南[M].昆明:云南科技出版社,2019.

[19] 姜铁超.心血管内科简明诊疗学[M].武汉:湖北科学技术出版社,2019.

[20] 王有武.临床心血管疾病治疗学[M].天津:天津科学技术出版社,2019.

[21] 王冰.临床常见心血管疾病诊疗[M].北京:中国纺织出版社,2019.

[22] 刘鸿涛.心血管介入治疗精要[M].长春:吉林科学技术出版社,2019.

[23] 厉永征.现代心血管疾病临床诊治策略[M].天津:天津科学技术出版

社,2019.

［24］赵建国.现代心血管疾病诊疗学［M］.北京:科学技术文献出版社,2018.

［25］徐向静,陈士金,史钰芳.心血管疾病防治基础知识及实践指导［M］.汕头:汕头大学出版社,2019.

［26］高占义.临床常见心血管疾病诊疗方案［M］.北京:科学技术文献出版社,2019.

［27］翟晓华.现代心血管疾病临床治疗进展［M］.哈尔滨:黑龙江科学技术出版社,2019.

［28］谷剑.心血管常见疾病诊疗策略［M］.天津:天津科学技术出版社,2019.

［29］杨天和.实用心血管疾病诊疗手册［M］.昆明:云南科技出版社,2018.

［30］刘燕.心血管内科疾病诊治学［M］.开封:河南大学出版社,2019.

［31］许原.无创心脏电生理诊疗技术基础与临床［M］.北京:北京大学医学出版社,2017.

［32］林海云.实用心血管内科疾病诊疗精要［M］.北京:科学技术文献出版社,2019.

［33］龚辉.临床心血管系统疾病诊治思维［M］.北京:科学技术文献出版社,2019.

［34］田野,张开滋.临床心血管综合征［M］.北京:人民卫生出版社,2017.

［35］潘慧.临床心血管内科疾病诊疗新进展［M］.福州:福建科学技术出版社,2019.

［36］张杨杨,李涛,钱永军.心律失常研究及治疗新理念［J］.中国胸心血管外科临床杂志,2019,26(3):203-205.

［37］郁丹.冠心病患者血脂检测的临床意义［J］.大医生,2019,4(15):32-33.

［38］廖光芝,高电萨.病毒性心肌炎性别差异研究进展［J］.心血管病学进展,2020,41(2):144-147.

［39］杨红霞,景策,刘睿,等.高血压发病机制研究进展［J］.医学综述,2019,25(22):4483-4487.

［40］杨靖宇,秦勤(指导).慢性心力衰竭患者的药物选择［J］.医师在线,2019,9(13):22-23.